解剖と病態がつぎつぎつなが・・・

バイタルサイン

編著 橋本さとみ

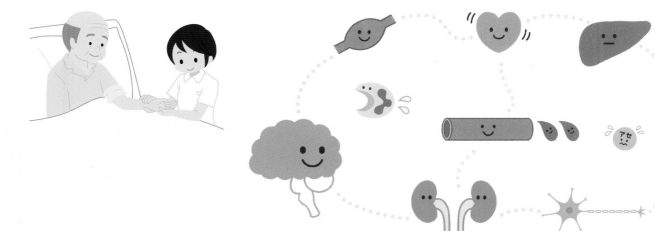

Gakken

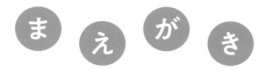

まえがき

　看護実習で毎日測るバイタルサイン.
「どうして測るのか」を意識したこと, ありますか?
　測定した数値が体内の何を反映しているのか.
　その理由が分かれば, バイタルサインの重要性に気づけるはずですよ.

　まずは, 測定に使う器具と仲良くなってください.
　それからバイタルサインの測定でわかることを見ていきましょう.
　ドリルもついていますから, ちゃんと理解できたかどうかチェックしてみてください.
　そこまでできたなら, 具体的な測定方法を確認ですよ.

　『看護で使う道具　医療機器の解体新書』
　『どうして測る?だから測る!　バイタルサインと解剖生理』(どちらも2020年特集)
　以上2つの特集を経てこちらの書籍化を進めてくださったナーシングキャンバス編集室のみな様には心より感謝しております.

　また, かわいらしいイラストをつけてくださったイラストレーターの蔦澤あや子さん, 斉藤ヨーコさん, 湯沢知子さんにも心からの感謝を.

　この本を読んだみなさんが, バイタルサインを正しく測定して, 体内の情報を判断できるようになりますように!

橋本　さとみ

本 書 の 読 み 方

1章

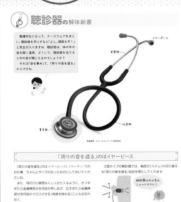

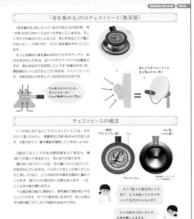

ヒトの体の情報を私たちに伝えてくれる，聴診器，パルスオキシメーター，血圧計，体温計はとても大事な道具たちです．

大事な道具のことは，ちゃんと理解しておく必要があります．正しい使い方ができないと，正しい情報を入手することができません．それでは患者さんの体の中のことがよくわからなくなってしまいますね．

「医療機器の解体新書」で，ヒトの体を確認しつつ，道具のしくみ，使い方を理解しましょう！

看護について勉強が進むと，解剖生理学などの内容がますます重要になってきます．臨床判断に必要な基礎的能力をしっかり身につける必要があるからです．

2章

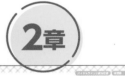

勉強して身につく知識もそれぞれがバラバラでは実習に結びつきませんね．それらバラバラに見えるもののつながりがわかるよう，「何のためにそれを勉強したのか」「どうしてそれが必要なのか」を確認しながら進めていきます．体の中で何が起こっているのか，バイタルサインと解剖生理をつなげて説明していますよ！

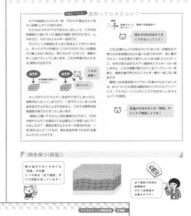

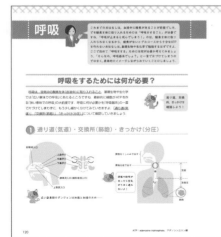

「バイタルサインと解剖生理」のそれぞれの項目（体温・脈拍・血圧・呼吸）で学んだことを確認するワークです．手を動かして自分でまとめてみましょう．理解がぐんと進むはずですよ！

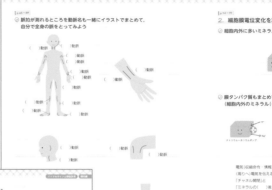

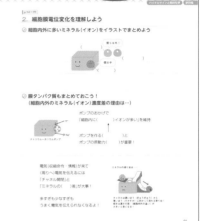

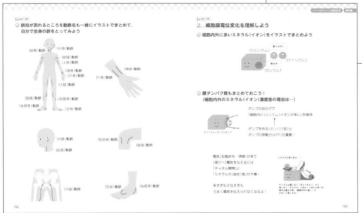

答えつき！

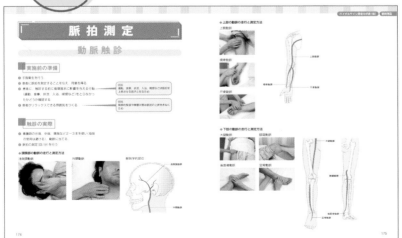

3章

脈 拍 測 定

動脈触診

バイタルサインの測定方法を解説しています．イラストや写真も載せて説明していますので，しっかり読んでしっかり見て，マスターしましょう！

CONTENTS

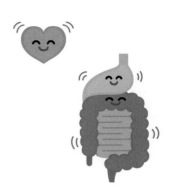
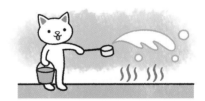
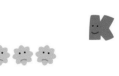
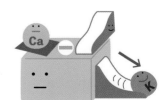

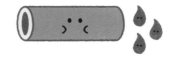
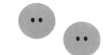
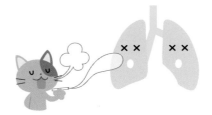
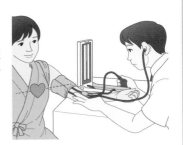

編集担当：Nursing Canvas 編集室

表紙・カバーデザイン：エストール

DTP：エストール

表紙・本文イラスト：蔦澤あや子，斉藤ヨーコ，湯沢知子，日本グラフィックス

1章

医療機器の
解体新書

- 聴診器
- パルスオキシメーター
- 血圧計
- 体温計

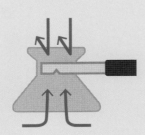

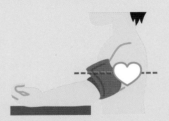

聴診器の解体新書

看護学生になって，ナースウェアをまとい，聴診器を手にすると「よし，頑張るぞ！」と気合が入りますね．聴診器は，体の中の音を聞く道具．どうして，聴診器を当てると中の音が聞こえるのでしょうか？

それは「音を集め」て，「周りの音を遮る」からですね．

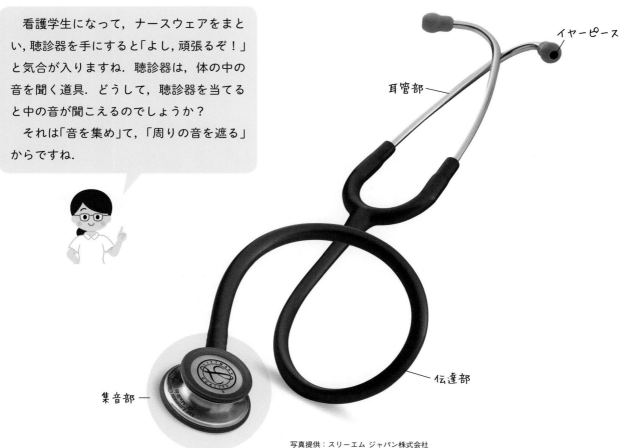

イヤーピース

耳管部

伝達部

集音部

写真提供：スリーエム ジャパン株式会社

「周りの音を遮る」のはイヤーピース

「周りの音を遮る」のはイヤーピース（イヤーチップ）のお仕事．ちゃんとサイズの合ったものにしておいてくださいね．

また，耳の穴に無理なくしっかり入るように，きつすぎたら金属棒部分を何回か押し広げ，広すぎたら金属棒部分を何回かクロスさせる（角度を狭める）こともお忘れなく．

2面タイプの聴診器では，軸部分（ステム）の切り替えも「周りの音を遮る」役目を果たしてくれます．

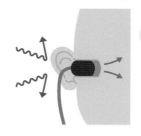

聴診器以外の音はシャットアウト！！

「音を集める」のはチェストピース（集音盤）

「音を集める」役に立っているのが私たちの耳の形．耳（外耳）は外に向かって広がった形をしていますね．そしてそれでも音が小さいときには，耳に手を当てて（「聞こえないよー！」の形です），さらに音を集めやすくしています．

もっと効果的に音を集める形がパラボラアンテナ．あの中央が凹んだ形は，音（パラボラアンテナでは電波ですが，音も波なのでほぼ同じことです）を集めやすい形．聴診器のヒトに当てるところ（集音盤：チェストピース）が，中央が凹んだ形をしているのはそのためです．

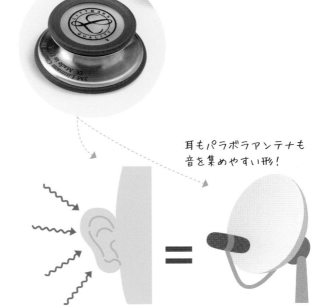

耳もパラボラアンテナも音を集めやすい形！

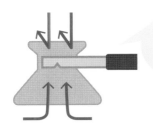

穴のあるほうからしか，音は入らないね！それが軸部分の切り替え！

チェストピースの構造

ヒトの体に当てるところ（チェストピース）には，片方だけ（1面）のものと，表裏両方（2面）あるものがあります．2面のほうで，基本構造を理解していきましょうね．

2面当てるところがある聴診器をよく見ると，膜（板？）の張ってあるほうと，ないほうがあります．

膜のないほうが「ベル面」．形が鐘（ベル）に似ていて，中央が凹んでいますね．ベルのへりをヒトの体にぴったりと押しつけると，ヒトの体の中の音を効果的に集めてくれます．周りからの音を防ぐ効果もあります．一応，ヒト以外の音も聞けますよ．

ベル面は音の高さに関係なく，音を集めて聴き取りやすくしてくれます．すべての音を拾いますので，狙った音以外の音も聞こえてしまう可能性もあるのですね．

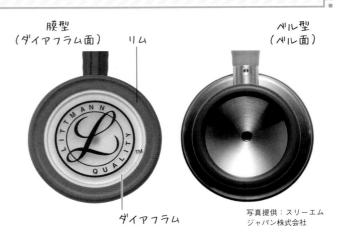

膜型（ダイアフラム面）　リム　　ベル型（ベル面）

ダイアフラム

写真提供：スリーエムジャパン株式会社

え？「狙った音以外」って何？　ヒトの体ってドキドキいってるだけじゃないの？

ヒトの体からはいろいろな音が聞こえますよ．

聞きたい高さの音で使う面を代える！

心臓（循環器系）から出る「低い音（ドッ……ドッ……）」，おなかが動いているとき（消化器系）のような「中間音（キュルル…グゥ…）」，呼吸と一緒に聞こえる（呼吸器系）「高い音（スースー，ヒューヒュー）」など．

その中でも高い音をとくに聞きたいときに使うのが，膜の張ってある（マークの書いてある）「ダイアフラム（振動板）面」です．こちらをしっかりヒトの体に当てると，低音がカットされて高い音を聴き取りやすくなります．胸の音のうち，呼吸に関係する音を聞きたかったらこちらのダイアフラム面を使うのですね．

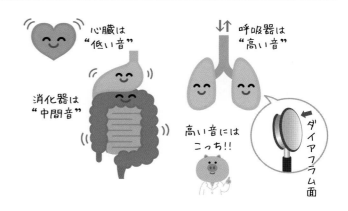

もちろん，片面（1面）のものだけでも体の中の音を聞き分けられるようにできていますよ．片面の場合，ダイアフラム面しかありません．でも，へりの部分だけを体に当てるとベル面として，しっかり膜まで体に押しつけるとダイアフラム面として働くようにできています．

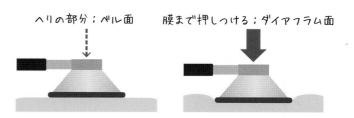

片面のメリットは，薄いので服の間に差し込んでも引っかかりにくいこと．でも，看護実習では両面を使うことが多いと思いますよ．

また，聴診器そのもののお話ではありませんが……．診察を受けたときに聴診器がひんやりしていてびっくりしたことがある人，いますよね．聴診器（金属）は，あらかじめ温めておかないと冷たさが嫌な道具の1つです．使う直前に，数秒手のひらに当てるだけでも違いますよ．

ヒトの体の中から聞こえるいろいろな音の意味は，解剖生理学や病態学などで勉強すると思います．

心臓の音は……低い音

すごく簡単に説明すると，「低い音」は心臓の弁の音.
心臓は単にドキドキ……と動いているだけではありません．聴診器を使ってよく聴くと，弁が閉まる2種類の音が聞こえます．心臓が血液を送り出すポンプとしてうまく動いているかを，音で確認することができるのですね．大事なところなので，血圧計の項目（p.19）でもう1回お話します．

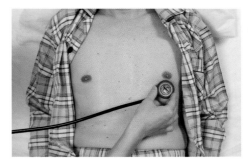

シャント（吻合）は……ザーザー

あと，シャント（吻合）を作った人は，そこの血液の流れる音（ザーザー）を日々確認する必要があります．腎臓がうまく働かなくなってしまい，人工透析を受けるときに作るのがシャント．「ピューピュー」のようないつもと違う音が聞こえたら，大事なシャントが詰まりかけている危険信号です．

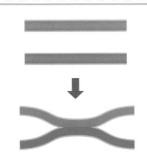

消化管の音は……中間音

「中間音」は胃や腸といった消化管が動いている音．食べ物を消化して，グルコースをはじめとする栄養を体の中（血液中）に取り込むために働いている音です．腸の動く「グル音（グルグル…ギュギュッ！という音）」が聞こえないと……危険なサインです．腸管が麻痺して動かない「麻痺性イレウス（動きが悪くて内容物が前に進めなくなった機能性腸閉塞の1つ）」の可能性がありますよ．

音はするけど「キンキン」「カチンカチン」といった，どこか金属のような音（金属音）も危険なサインです．金属音は物理的に詰まった機械的腸閉塞で出る音．腸の生死にかかわることさえもあります．音の確認から，緊急手術になるかもしれませんよ！

自分のおなかのグル音を，正常の理解のために聞いておいてくださいね．

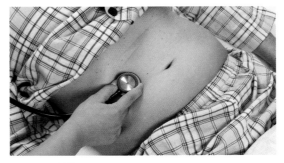

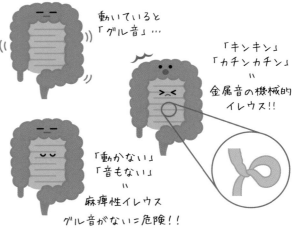

動いていると「グル音」…

「キンキン」「カチンカチン」＝金属音の機械的イレウス!!

「動かない」「音もない」＝麻痺性イレウス　グル音がない＝危険!!

呼吸音は……高い音

「高い音」は空気が通るときの音．普通の呼吸（空気の出し入れ）なら，気管や気管支といった「管（くだ）」の中を空気が通るごくかすかな通過音（スースー）が聞こえるだけです．

……でも，途中が狭いと風が強い日の電線の風切り音（ヒューヒュー），水分が多いと泡立つような音（ゴポッゴポッ）が聞こえてきます．ほかにも「（途中に）何かあるよ！」というときには，通過音とは明らかに違う音が聞こえてきますよ．原因と呼吸音（と一緒に聞こえる肺の音：肺雑音）の関係については，病態学や解剖生理学，基礎看護などで勉強するはずです．

あとはのど（頸部）に聴診器を当てると，うまく飲み込めているか否かもわかってきます．「ごくん」と音のする飲み込み（嚥下）時に，たくさんの空気ごと飲み込む「ごっきゅ！」と繰り返す大きな音がしたり，妙に飲み込みに時間がかかっていたりしたら，飲み込みに関係する筋肉たちがうまく働けていないかも！　筋肉じゃなくて，命令する神経がうまく働いていないのかもしれませんね．

また，のどから胸の音が飲み込みの後に湿った音に変わったら，それは空気ルートに食べ物が入ってしまった「誤嚥」の可能性があります．放置していては誤嚥性肺炎を起こしてしまうかもしれません．原因を早く突き止めて，有効な対策につなげたいですね．

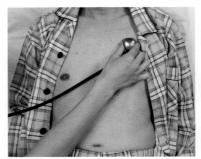

正常なら空気の通過音だけ！

「ヒューヒュー」風切り音はどこかが狭い！

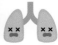
「ゴポゴポ」気泡の音は水分が多い！

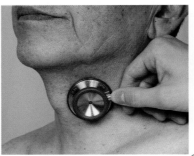
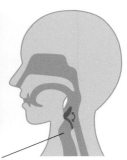

こっちに入ると誤嚥のキケン!!

知識がつながる！

◎叩いて聞き分ける「打診」も知っておこう！

ヒトの体を叩いて音の違いを聞き分ける「打診」も，聴覚を利用したアセスメント．

空気が多いと響く音が，空気が少ないと（細胞がみっちり詰まっていると）聞こえないくらいの鈍い音がします．一番わかりやすい「肺（空気いっぱい）」と「太もも（大腿：筋肉細胞がいっぱいで空気が少ない）」で比べておきましょう．比べておけば，腹部をたたいたときに「あっ！　おなかにガスがたまっている！」と気づきやすくなります．

どうしておなかにガスがたまるのかは，解剖生理学や病態学で勉強できるはず．具体的な打診のやり方やおなかにガスがたまってしまったときの解消方法は，基礎看護学などで学びます．

酸素を血液中に取り込むのが「呼吸の役目」

　先ほど「呼吸」を「空気の出し入れ」と表現しましたが……．ただの出し入れではありませんね．**空気を肺に入れて，そこから空気中の酸素を体（血液）内に取り込むのが呼吸の大事な役目**．同様に**体（血液）内の二酸化炭素を肺で空気中に出し，それを体外へ吐き出すことも大事な役目**ですよ．

　血液の中に入れた酸素がどうなるかは，パルスオキシメーター（p.8〜）に続いていきますからね．

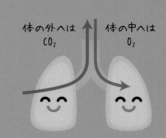

体の外へは
CO_2

体の中へは
O_2

　このように，ヒトの体の中の状態をヒトの体の外から情報入手し，状況を把握・分析することを「アセスメント」といいます．聴診器は「聴覚」を利用したアセスメントに使う道具ですね！

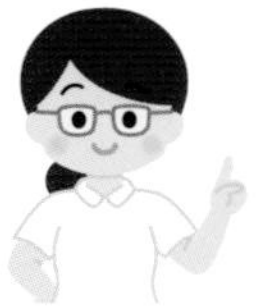

　以上が聴診器のお話．体の中の「音」を知る，心強い仲間です．これでバッチリ聴診器と仲良くなれましたね！

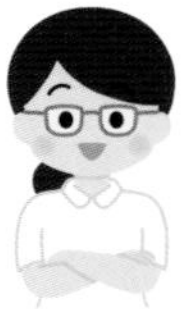

　次にパルスオキシメーターのお話に入りましょう．

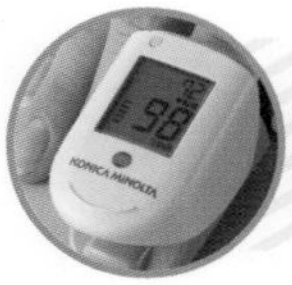

パルスオキシメーターの解体新書

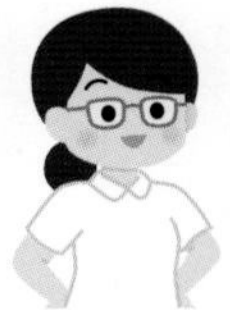

パルスオキシメーターは，聴診器のように「1人1個」手にするものではありません．でも実習先で病棟備えつけの個数が少ないと，朝の検温時にパルスオキシメーターの奪い合いになることも……．

そんなパルスオキシメーターは，動脈血液中のヘモグロビンが酸素とどれだけ手をつないでいるか（経皮的動脈血酸素飽和度：SpO₂）を皮膚の上から測る道具です．

細胞に届く酸素の量を確認する

なぜ動脈血液中ヘモグロビンの酸素結合度合いを知る必要があるのでしょうか．赤血球中のヘモグロビンの働きを見てみましょう．

ヘモグロビンは，酸素と「ゆるーく」くっつき，全身の細胞に酸素を届けるもの．聴診器の項目（p.7）で確認した「（肺のところの）呼吸」で，空気から体（血液）内に取り入れた，あの酸素です．酸素を届けるということは「酸素から手を離す」ことが必要．だから赤血球のヘモグロビンが酸素と手をつなぐときには「ゆるーく」です．

もし最初から動脈血液が酸素と手をつないでいなかったら，細胞に届く酸素が足りなくなってしまいます．だから，動脈血液のヘモグロビン酸素飽和度を知りたいのです．

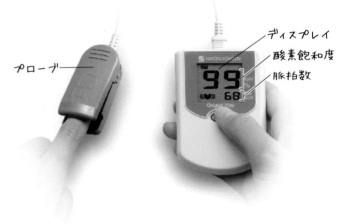

プローブ

ディスプレイ
酸素飽和度
脈拍数

写真提供：日本光電工業株式会社

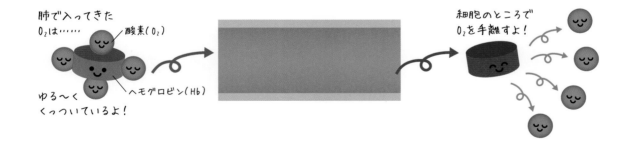

肺で入ってきたO₂は……
酸素（O₂）
ゆる〜くくっついているよ！
ヘモグロビン（Hb）

細胞のところでO₂を手離すよ！

8

でもわざわざ採血して計測……なんて, 痛くてイヤになっちゃいますよね. そこでパルスオキシメーターの出番なのです.

皮膚の上から測ることができれば痛みなく, 全身細胞がピンチに陥っていないか酸素情報を知ることができそうですね！

では, どうやって見ているのか. キーワードは「光の吸収」ですよ.

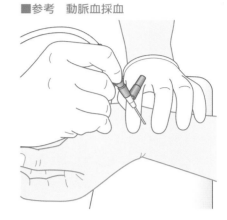
■参考　動脈血採血

パルスオキシメーターは「赤い光」と「赤外線」がポイント

「光」と聞いたとき, すぐに頭に浮かぶのは明るい(まぶしい)目に見える光ですね. 目に見えるので「可視光線」です. 目に見えない光もありますよ. 日焼けで怖い「紫外線」と, 石焼き芋と一緒に出てくることが多い「赤外線」を耳にしたことがあるのでは？

これは, 可視光線を7つに分けたところをイメージすれば名前そのままです. 可視光線はプリズムなどで7つの色の光に分けることができます. ガラスのへりなどにうまく光が当たっても, 7色に分かれた虹を見ることができますね. この光は赤, 橙, 黄, 緑, 青, 藍, 紫の順に並びます. 見えないのですが, 赤の光の外側にあるのが「赤外線」, 紫の光の外側にあるのが「紫外線」です. 今回の主役は, 赤い光と赤外線の2つですよ.

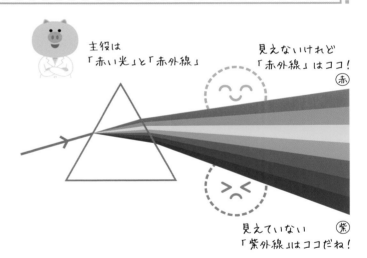
主役は「赤い光」と「赤外線」
見えないけれど「赤外線」はココ！
見えていない「紫外線」はココだね！

ヘモグロビンの色の違いはなぜ起こる？

そしてもう1つの主役，ヘモグロビンは酸素と手をつないでいるかで色が変わります．酸素と手をつないでいるヘモグロビンは，とてもきれいな明るい赤（鮮紅色）．動脈血が赤いのは，酸素と手をつないだヘモグロビンがいっぱいいるからですね．そして私たちが物を見て「赤い！」とわかるのは，赤い光が吸収されることなく目に届いたからです．

かたや酸素と手をつないでいないヘモグロビンは赤黒く見えます（暗赤色）．静脈血が赤黒いのは，ヘモグロビンの多くは酸素と手をつないでいないからですね．私たちの目は，光が吸収されると「黒い（暗い）」と認識します．

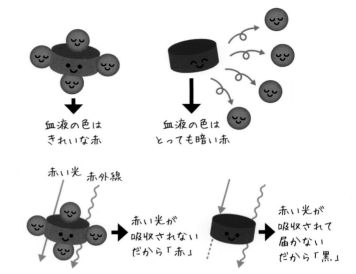

血液の色はきれいな赤

血液の色はとっても暗い赤

赤い光　赤外線

赤い光が吸収されないだから「赤」

赤い光が吸収されて届かないだから「黒」

吸収されない「光」を測定！

では，「赤外線と赤い光の吸収」と，「ヘモグロビンが酸素と手をつないでいるか否か」を合わせてみましょう．

赤外線は，ヘモグロビンが酸素と手をつなごうとつなぐまいと，吸収される量は一定です．赤い光は，ヘモグロビンが酸素と手をつないでいればほとんど吸収されません．ヘモグロビンが酸素と手をつないでいないと，多くが吸収されてしまいます．

そこで指先を挟み込んで外から光が入ってこないようにして，上から赤外線と赤い光を当てて，下まで抜けてくる光（吸収されなかった光）をセンサーで測れば……．指先を通る動脈血のヘモグロビンが，どれくらい酸素と手をつないでいるか計算できそう！　これが，パルスオキシメーターの仕組みです．

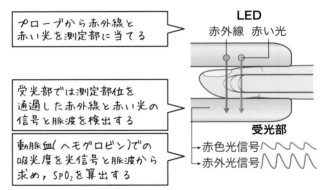

プローブから赤外線と赤い光を測定部に当てる

受光部では測定部位を通過した赤外線と赤い光の信号と脈波を検出する

動脈血(ヘモグロビン)での吸光度を光信号と脈波から求め，SpO₂を算出する

LED
赤外線　赤い光

受光部

→ 赤色光信号
→ 赤外光信号

あれ？　指先には動脈だけじゃなくて，静脈や毛細血管もあるよね？　骨や筋肉，爪や神経は？

変化するものだけを測定する

　骨や筋肉，爪や神経はパルスオキシメーターの計測中に変化するものではありません．だから光が吸収されるとしても，その量は変化しません．最終的にその影響を無視できてしまいます．

　では，血管についてはどうでしょう．脈をとる場所（脈が触れる場所）はいろいろありますが，手首（橈骨動脈）も首の横（総頸動脈）も「動脈」ですね．どうして静脈や毛細血管で脈がとれないのかというと，血液の流れに勢いがないからです．

　心臓から全身へと送り出された血液は，勢いよく大動脈に流れ込みます．そこから各動脈へと少しずつ枝分かれしながら全身に向かう間に，どんどん血液の流れは弱まっていきます．毛細血管に入り込むころには，もう血液の流れに勢いはありません．あとは後ろから押されるがまま移動するだけです．だから重力に逆らってでも心臓まで血液を戻すために，静脈には静脈弁が必要……というお話は解剖生理学で勉強するはず．血液の流れに勢いがないため，血管の太さは計測中に変化するものではありません．これまた最終的にその影響を無視できるのです．

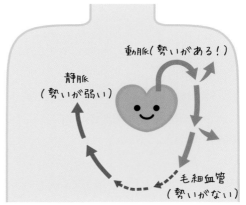

血液の勢いは，
通るところで変わるのです！
脈をとる場所は「動脈」ですね!!

動脈だけが光の吸収量を変化させる

　かたや動脈は，心臓から押し出された血液の圧力によって全体の厚み（管の太さ）が変わります．圧力が高いときには管が広がってぷくっと膨れ（血管拡張），圧力が低いともとの状態に戻ります（血管収縮）．

　血管が拡張しているときには，その瞬間に血管内を通る（そこにいる）血液の量（＝血液の赤血球中ヘモグロビンの量）が増えています．だから計測中に光の吸収量が変化することになりますね．

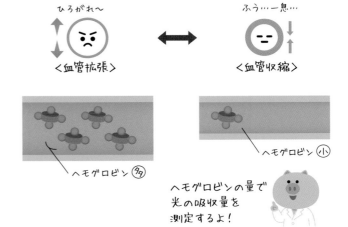

ヘモグロビンの量で
光の吸収量を
測定するよ！

11

グラフが波打つのは「動脈を流れる血流」のため

ここでパルスオキシメーターのセンサーが受け取った赤い光の量（動脈のヘモグロビンで吸収されなかった光の強さ）を縦軸に，時間経過を横軸にとると……グラフが波打ちます．

血液以外の骨や筋肉，神経などで吸収される光の量は変化しません．静脈や毛細血管では血液の勢いが弱く，血管の拡張や収縮は起こりません．波打つ（たくさん吸収されるときと，されないときがある）のは，「動脈を血液（赤血球のヘモグロビン）が通っているから」なのです．

そしてこの波は，心臓から押し出された血液が動脈血管壁を押す力の変化を反映しています．つまり，「脈」をとっているのと同じことです．だからパルスオキシメーターは「オキシ（酸素の意）」だけでなく，「パルス（脈の意）」も測ることができるのですね．

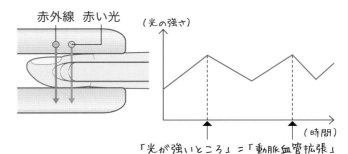

それって，「酸素と手をつないだヘモグロビン（酸素化ヘモグロビン）がたくさん」ってこと!!

「見えない」「流れない」はNG!

ここまでわかればパルスオキシメーターの注意点もわかってくれるはず．「爪を含む指先」経由で「光の吸収」を見ているのですから……．

マニキュアを塗っていては，正しい値になりませんね．そして指先の血液の流れが悪いときにも，正しい値が出にくくなります．寒い季節のみならず，冷房のあたりすぎや，手足の先まで血液が十分に流れていない状態（末梢循環不良）にも注意が必要です．とくに患者さんから「手足が冷える……」などの言葉を聞いたときには，冷えの解消を第一に！　そうすれば，パルスオキシメーターが正しい値を示してくれるようになりますよ．

●パルスオキシメーターのじゃまをしちゃうかも……

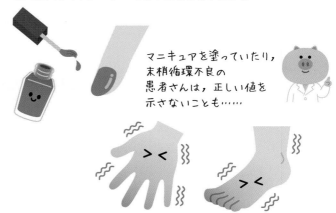

マニキュアを塗っていたり，末梢循環不良の患者さんは，正しい値を示さないことも……

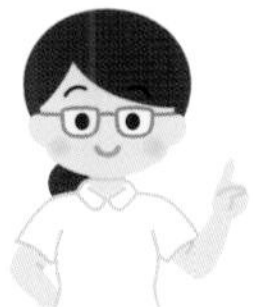

ここで少しだけ確認しておきたいこと.「寒いときに, なぜ手足が冷えるのか」についてです. 自分の周囲が一定より低い温度になると, 体温を必要以上に逃がさないように末梢（手足）の血管が収縮します. 血管が収縮するとそこを通る血液の量が減り, 周囲へと逃げていく熱を少なく抑えられるからですね.

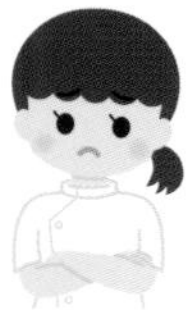

……逃げる？　風邪をひいていないときに,「熱」なんて出ているの？

体温と熱の関係を理解すれば,「熱が逃げる」ことをイメージできるはず. それはあと（p.23, 体温計）でお話しましょう.

このように, パルスオキシメーターは脈とヘモグロビンの酸素飽和度を教えてくれる道具. 痛くない, 便利な道具だからこそ, 十分に力を発揮できるようにしてあげましょう. もちろん, デジタルである以上, 電池残量にも注意ですよ.

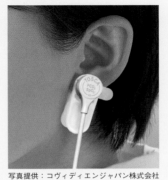

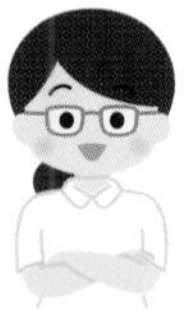

■耳朶用のパルスオキシメーター

写真提供：コヴィディエンジャパン株式会社

パルスオキシメーターは手の指先につけることが多くなりますが, 耳を挟み込むタイプもありますよ. 手先が自由になるので, 計測し続ける必要があるときには患者さんの負担が減りますね. ただ, 寒い日に耳が痛くなることからもわかるように, 耳たぶ（耳朶）も末梢循環の影響を強く受けます.

そこで末梢循環の影響を受けにくい額（目のくぼみの上に位置する動脈で測る：眼窩上動脈）につけるパルスオキシメーターもあります. こちらは専用のヘッドバンドが必要になり, 循環状態が悪い患者さんに使われます. 実習中にはお目にかかることはないかもしれませんね.

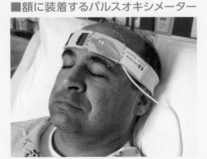

■額に装着するパルスオキシメーター

写真提供：コヴィディエンジャパン株式会社

血圧計 の解体新書

パルスオキシメーターの話の中で，「心臓」「脈」「循環」という言葉が出てきました．ヘモグロビンのいる赤血球が全身に酸素を届けるには，血液を送り出してくれるポンプ（心臓）の働きが必要です．心臓が血液を送り出している力（圧力）を知るための道具が，血圧計です．

おそらく，臨床に出てから使うのはデジタルの血圧計だと思います．ここでは原理をより理解するために水銀柱血圧計で基本を解説していきましょうね．

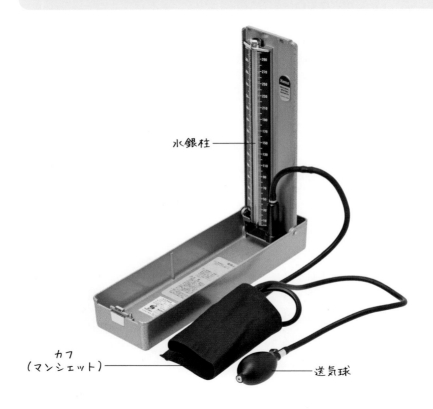

水銀柱

カフ
（マンシェット）

送気球

「圧」って？

まず，水銀柱血圧計はどうやって血圧を測っているのか確認してみましょう．「血圧」の文字の中には「圧（力）」がありますね．この基準として昔から使われてきたのが，「気圧」．1気圧は，地上（正確には水面上）で，空気（大気）の粒が押してくる力のことです．空気をはじめとする気体は，ごくごく小さな粒でできています．化学で勉強した，「原子，分子，化合物」の粒たちのことです．その粒が動き回って，ぶつかってくる（押す）力が「圧力」ですね．

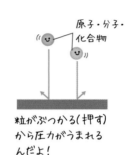

原子・分子・
化合物

※粒がぶつかる（押す）
から圧力がうまれる
んだよ！

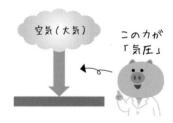

空気（大気）

このカが
「気圧」

「1気圧＝760mmHg」

1気圧はどのくらいの力かというと，「水銀（元素記号Hg）を76cm（760mm）柱状にして持ち上げる力」です．トリチェリさん（イタリアの物理学者）がした実験で，「1気圧＝760mmHg」ということがわかりました．

真空（空気を抜いた）の一方をふさいだ管を水銀容器の中で立てたところ，水銀が760mm持ち上がったところでちょうど動かなくなったのです．760mmの高さになった水銀柱の押す力が，空気の押す力より強いなら……持ち上がった水銀柱は下がっていくはずです．逆に水銀柱の押す力が空気の押す力より弱いなら，もっと水銀柱は上がっていくはずです．動かなくなったということは，つり合った（イコール！）ということですからね．

なお，この実験を水でやろうとすると，水の柱は10m近く必要になります．管の準備の時点から，実用的とはいえませんね．だから「1気圧＝760mmHg」が，圧力の単位として使われるようになったのです．

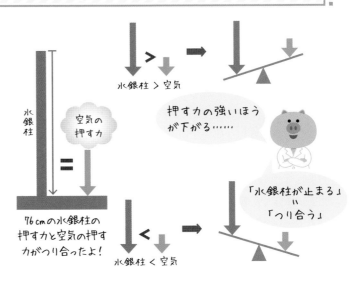

「血圧」って何ですか？

「圧力」は押す力のことですから，「血圧」は「血液が押す力」です．もっと言うなら，心臓が押し出した血液が，動脈の血管壁を内から外へ押す力ですね．

心臓は血液を全身に送りだすため，左心室（左の下側）の筋肉がギューっと収縮します．収縮すると，血液は一気に大動脈へと流れ込みます．本当はこの「流れ込んだ」ばかりの血液の圧力を測れればいいのかもしれませんが，それには（センサーを血管内に入れるために）痛い思いをする必要がありそうです．そこで「できるだけ心臓に近く，高さも同じくらいで，脈をとれるくらい比較的外側（皮膚近く）を通っている動脈」の圧力を測ることにしました．それが，肘より少し上の上腕動脈．立っても（立位），座っても（坐位），寝ても（臥位）……大体ですが「心臓と同じくらいの高さ」にありますよ．

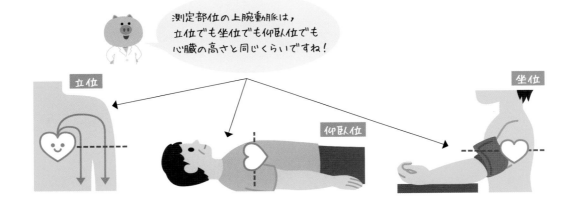

心臓と同じくらいの高さ＝重力の影響を少なくできる！

心臓と同じくらいの高さになぜこだわるのかというと，地球上にいると，知らず知らずのうちに重力の影響を受けます．体の中の血液もまた同じ．常に地球の中心に向かう力（下向きの力）がかかっているため，上にあるものは下へ，下にあるものはずっと下にい続けようとしている状態です．

ヒトの体の中に置き換えると，心臓から頭に向かう血液はたくさんの力をかけないといけませんし，足先の血液はなかなか心臓まで戻らないということですね．

「だから必要，静脈弁！」……は，パルスオキシメーターの静脈のところに出てきましたね．だから「心臓と同じ高さ」にある血管（動脈）の血液なら，そこを流れる血液にかかる重力の影響を一応無視できるはずです．

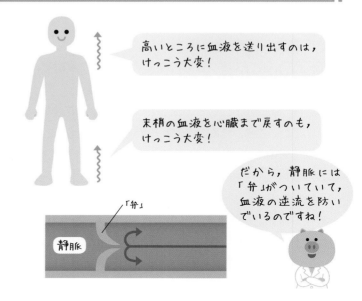

高いところに血液を送り出すのは，けっこう大変！

末梢の血液を心臓まで戻すのも，けっこう大変！

だから，静脈には「弁」がついていて，血液の逆流を防いでいるのですね！

「弁」

静脈

測定部位は上腕動脈！

心臓から距離的に近いなら，左心室が押し出した血液の圧力に近いはず．高さが同じくらいなら，血液に働く重力の影響を考えずに済みそう．さらに皮膚表面近くなら，痛い思いをすることなく動脈圧を測れるかも……！

だから，血圧を測るときには肘の少し上にマジックテープのついた幅広のベルト（マンシェットもしくはカフ）を巻くのですね．

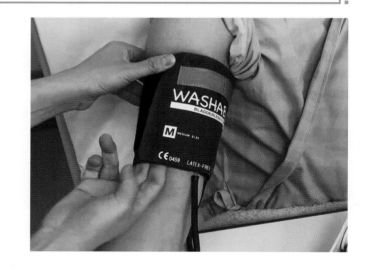

「収縮期血圧」と「拡張期血圧」

　場所はそれでいいとして，どうやって測るのか．気圧を測るときには，空気の押す力と水銀の押す力を使いましたね．今度は「空気が押す力」と「血液が押す力」を使いましょう．

　まずマジックテープつきの幅広ベルト（マンシェットもしくはカフ）を，緩すぎず，きつすぎず腕に巻きます．はがれないようにしっかりと固定したら，手元のゴム球で内側についた空気入れに空気を送り込んでいきます．空気入れが一定以上の圧力になると，血管が外側からの力に負けてつぶれ，血液が流れなくなります．手首で脈をとっていると，急に脈が止まるのでわかります．その状態からゴム球の排気弁を徐々に開き，空気入れの圧力

を下げていくと血液が流れ始めるところがあります．

　ここ，脈圧が一番高いところ（最高血圧）．左心室の収縮によってできた収縮期血圧です．そして狭いところを通り抜けようとしているので，音が出ます．聴診器の「気管・気管支に何か異常があるとき」と同じことですね．発見した人の名前をとって「コロトコフ音」とよびますよ．

　どんどん空気入れの圧力が下がり，血管が外側から全く圧迫されない状態になると，狭い部分がなくなるのでコロトコフ音も消えます．ここが脈圧の一番低いところ（最低血圧）．左心室は拡張している状態なので「拡張期血圧」になりますね．

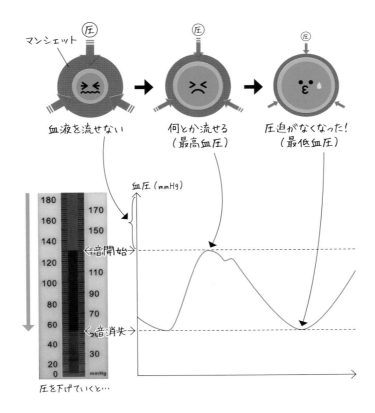

マンシェット　圧

血液を流せない　　何とか流せる（最高血圧）　　圧迫がなくなった！（最低血圧）

血圧（mmHg）

←音開始→

←音消失→

圧を下げていくと…

……あれ？　でも，具体的数字がわからないよ？

　そのために「水銀柱」の出番です．マンシェットの空気入れの押す力と，水銀柱の押す力のつり合いで「今，これぐらいの力で押しているよ！（圧力）」を数字で教えてくれるのです．150mmHgとあったら，腕に巻いているマンシェット（カフ）の空気入れの押す力（圧力）（と，水銀（Hg）柱150mmの押す力）がつり合っている……ということです．
　まとめておきましょうか．
　空気入れの押す力（動脈の血管壁を外から押す力）と，血液が動脈の血管壁を内から押す力がつり合って，直後に血液の押す力が上回ったところが最高血圧で収縮期血圧．単位はmmHgですね．通るところが狭いので，コロトコフ音の始まりです．
　そして空気入れの押す力が，血液が動脈の血管壁を内側から押す最小の力とつり合って，直後に血液の押す力が空気入れの押す力を完全に上回ると最低血圧（拡張期血圧）．通るところが全く邪魔されなくなるので，コロトコフ音の終わり（音が聞こえなくなる）ですね．
　これが「リバロッチ・コロトコフ法」とよばれる水銀柱血圧計の基本です．

ここで忘れてはいけないのが聴診器．コロトコフ「音」を聞くための，大事な道具です．

聴診器で脈拍の「音」を聞こう！

　腕とマンシェットの間に，上腕動脈のあるところをねらって聴診器を差し込んでください．場所は解剖生理学でしっかり確認してくださいね．

　このときだけは，実習中でも薄い1面タイプが欲しくなるかもしれません．そして差し込んで腕に当てるのはダイアフラム面です．気分としては全部の音に対応しているベル面を当てたくなりますが……．

　ベル面を腕に当てるように差し込んでしまうと，腕からマンシェット（カフ）の離れる空間が多くなってしまいます．マンシェット（カフ）は腕からつかず離れずの位置から開始しないと，正しい値を出せません．だからマンシェット（カフ）が少しでも腕から離れにくい，ダイアフラム面を当ててくださいね．

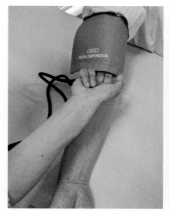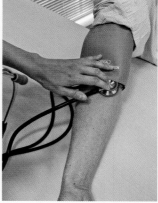

聴診器が出てきたので，ちょっと補足．腕ではなく，胸（心臓部付近）に聴診器を当てると聞こえる「弁の音」のお話です．

弁の開閉の音（心音）を聞いてみよう！

心臓のあるところ（胸の中央胸骨の下の端あたり）に，聴診器（2面ならベル面，1面なら押しつけすぎずにへりのみ）を当てると，心臓の音が聞こえます．その音……よく聞くと2種類ありますよ．やたらと響く「トン！」と聞こえる音の間に，「ドゥズッ…」という低く鈍い音があるはずです．これは心臓にある弁のうち，左側の2つが閉まる音です．

左心室（左下）と大動脈の境目についている大動脈弁が閉まると，「トン！」と響く音（II音）がします．「左心室から大動脈へと，血液を送り出し終わったよ！　逆流してきちゃだめだよ！」の音ですね．だから，この音の少しだけ前に収縮期血圧があります．

左心房（左上）と左心室（左下）の境目についている僧帽弁が閉まると，「ドゥズッ…」という低く鈍い音（I音）がします．全身を一周して心臓に戻った後肺に向かった静脈血（暗赤色）は，肺で酸素をたくさん受け取った動脈血（鮮紅色）になって心臓（左心房）に戻ってきます．「動脈血！　左心房から左心室に入った後逆流しないでね！まっすぐ全身の細胞に酸素を届けに行って！」……これが僧帽弁の閉まる音です．この音の少し前に，拡張期血圧がありますよ．

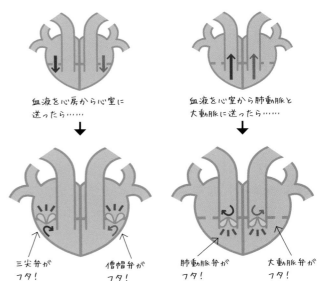

血液を心房から心室に送ったら……

血液を心室から肺動脈と大動脈に送ったら……

三尖弁がフタ！　僧帽弁がフタ！

肺動脈弁がフタ！　大動脈弁がフタ！

左心房と左心室の間が僧帽弁．閉まるときの音が「I音」です

左心室と大動脈の間が大動脈弁．閉まるときの音が「II音」です

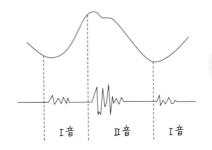

I音　II音　I音

収縮期血圧・拡張期血圧と弁の音は，少しだけズレるのですね！

聞こえる心臓からのサイン

　心臓がポンプとして働くためには，心臓の4つの部屋が収縮する順番が大事です．

　まず右心房が収縮して，血液は右心房（右上）から右心室（右下）へ．次に左心房が収縮して，血液は左心房（左上）から左心室（左下）へ．最後に両方の心室が収縮して，肺に向かう肺動脈と全身に向かう大動脈に血液が流れ込んでいきます．

　この4つの部屋が順番通り動くのは，刺激伝導系という特殊な筋肉細胞のおかげ．そして弁が逆流を防いでくれるおかげで，全身にしっかりと血液を届けることができるのです．

　聴診器を胸に当てて聞こえる2つの音は，「逆流を防いでいるよ！」の大事なサイン．心臓の筋肉全体の「刺激伝導系の命令通りに働いてるよー！」のサインは，「心電計（の心電図）」で見ることができますよ．

> 　心電計も勉強が進んだら出てくる，これまた大事な仲間です．ここではお話できませんが，ぜひとも仲良くなってくださいね！　これで補足は終了．お話を血圧計に戻しますよ．

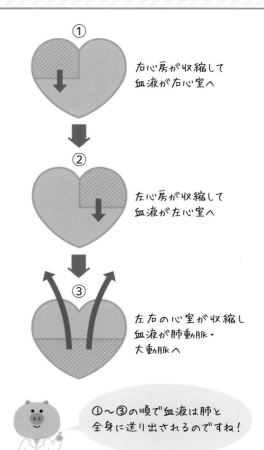

① 右心房が収縮して血液が右心室へ

② 左心房が収縮して血液が左心室へ

③ 左右の心室が収縮し血液が肺動脈・大動脈へ

> ①〜③の順で血液は肺と全身に送り出されるのですね！

血圧計の測定場所に要注意！

　血圧を数字化してくれる水銀柱は，血圧計の箱の水銀だまりがスタート地点．だから血圧計の箱を水平な，安定したところに置いて測る必要がありますが……意外なほどマンシェットやゴム球につながるホースは長くありません．患者さんのベッドの上（たいてい肩の横あたり）に置こうとすると，狭くて大変なことになります．

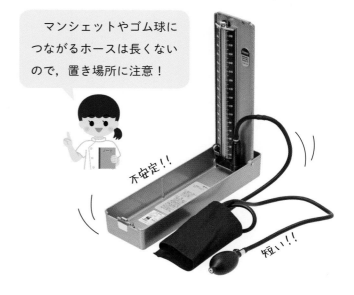

> マンシェットやゴム球につながるホースは長くないので，置き場所に注意！

不安定！！

短い！！

持ち運び・測定に便利な血圧計

　そこで改良されてできたのがデジタル血圧計．外来待合室やナースステーション前のように1か所に置くときには，肘の上まで差し込む形になります．ベッドサイドまで持ち運ぶときには，手首を入れれば測定できる小型のものも多いですね．

　デジタル血圧計では，コロトコフ音ではなく，脈の拍動（マンシェットの内側で触れる脈の波）で最高血圧と最低血圧を測っています．こちらは圧脈波で見るオシロメトリック法ですね．でも単位も仕組みも，基本は水銀柱血圧計と同じですよ．

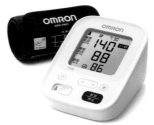
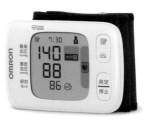

写真提供：オムロン ヘルスケア株式会社　　写真提供：オムロン ヘルスケア株式会社

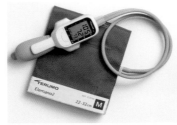
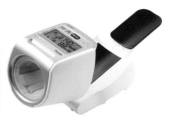

写真提供：テルモ株式会社　　写真提供：オムロン ヘルスケア株式会社

アネロイド血圧計

　水銀（液体）を使わない「アネロイド血圧計」もあります．水銀の代わりに圧力を数字化する金属板が経時変化することから，ちゃんとメンテナンスしないと正しい値にならない可能性があります．水銀血圧計よりもメンテナンスを必要とする以上，あまり目にする機会はないと思います．「そういえばアネロイド（液体を使わない）の血圧計もあったなー」ぐらいで，頭の片隅に置いておいてください．

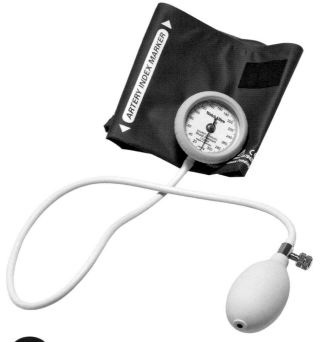

ここまでが日常使いの基本的な理解．もう少しだけ補足しておきますよ．

血圧測定の場所によって意味がある

　上腕動脈で血圧を測ることが多いのですが，上腕動脈の左右によって，計測できる値は少し（～10mmHg）変わります．上腕動脈につながる鎖骨下動脈が，右はほんの少し早く大動脈から分かれるからですね．「勢いの強い大動脈から，早く専用の（やや太い）動脈に入れば，血液の勢いが強いまま流れてくるからだ！」ということですね．もし，右で測った血圧が左で測った血圧より10mmHg以上高かったら……．それ，左に向かう血管が狭くなっている（もしくは詰まっている）かもしれませんよ！

　足（下肢）で血圧を測ることにも大事な意味があります．横になっている（臥位）状態で，足で血圧を測ると……上腕で測ったときよりも高い血圧が出ます．これは腕に向かうよりも太い動脈が下肢に向かっている（血管による抵抗を受けにくく，血液の勢いが強いままになっている）からですね．

　でも，そんな下肢で上腕よりも低い血圧が出たなら……それは下肢閉塞性動脈硬化症の赤信号．病態学で勉強すると思いますが，糖尿病や人工透析で起こりやすい状態です．

　ひどくなってしまう前に，適切な対応をとる必要がありますよ．

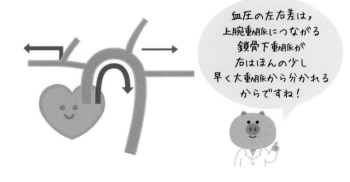

血圧の左右差は，上腕動脈につながる鎖骨下動脈が右はほんの少し早く大動脈から分かれるからですね！

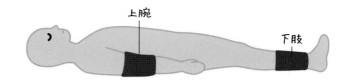

上腕　　下肢

横になっている（仰臥位）のに，下肢の血圧のほうが低かったら，「下肢閉塞性動脈硬化症」かも!!

　以上，血圧計のお話でした．血圧を測るための道具とその基本，わかってくれましたか？　血液を全身に（とくに心臓よりも高いところに）送り，めぐらせるために心臓が頑張っているところを，数字情報として教えてくれるのが血圧計ですよ．

　さて，どうして血液を全身に運ぶ必要があるのかというと，「酸素を全身の細胞に届けるため」ですよね．届けた後は……それが体温計のお話です．

体温計の解体新書

体温を保つ理由って？

　細胞はどうして酸素が必要なのか．生物で「細胞は生きるために，酸素とグルコースで異化しないとATP（アデノシン三リン酸）を手に入れられない」と勉強したはず．

　ATPは細胞のエネルギー通貨．そのエネルギーをもとにヒトは何をしているのかというと……体温を保っています．細胞内外の酵素にとって最適な温度を保つために，ヒトは基礎代謝という形で体温を保っています．

　酵素というのは，タンパク質を主成分とした化学反応を進めるための触媒．ATPを取り出す「異化」は，立派な化学反応ですからね．酵素がない（働かない）と，ATPは作れません．ATP（化学エネルギー）がないと，体温（熱エネルギー）を維持できません．

　つまり，体温が保てないと酵素が動けず，筋肉細胞が動けませんから，呼吸もできず，心臓も動かないということですよ．

ATPがないと酵素の至適温度の維持ができない！

体温はヒトの身体のバロメーター

　また，細菌やウイルスなどに感染すると熱が出てしまうこともあります．これは体の防衛担当の白血球が十分に働くために大事な反応です．体温を維持しないと生きていけないし，感染したときのサインでもある……「体温が何度か」というのは，とても大事な身体情報ですね．体温を知るための道具，体温計のお話に入りましょう．

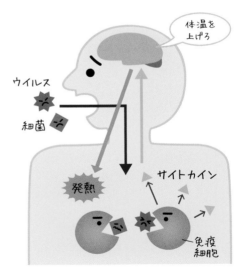

体温を上げろ

ウイルス

細菌

発熱

サイトカイン

免疫細胞

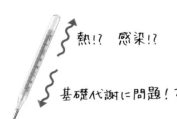

熱!? 感染!?

基礎代謝に問題!?

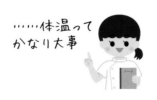

……体温ってかなり大事

 ■デジタル体温計

　おそらく，デジタル体温計が家庭でも実習でも，臨床でも普通です．でも以前は，「水銀体温計」しかない時代がありました．だから血圧計のときと同様に，ここでも水銀体温計で基本を理解しましょう．

どうして体温計に水銀が使われた？

体温計も，血圧計に続き「水銀」ですね．でも，それには理由がありますよ．まず，水銀は熱に対して膨らむ（体積変化）割合……熱膨張率が安定しています．ある熱を受け取ったら，いつも同じくらい膨らんで（膨張して）くれるなら，温度の定規代わりとして使えそうです．

そして水銀は金属なので熱が伝わりやすい特性があります．水銀は融点（固体が液体になる点）-39℃，沸点（液体が気体になる点）357℃の常温液体金属．水なら，融点0℃，沸点100℃ですね．ここにガラスの管をうまく加工して組み合わせると……．一度上がった水銀がすぐに下がってしまわない（留点），見やすい体温計に！　これが周りはガラス，測定は水銀の水銀体温計です．

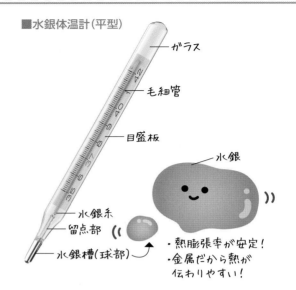

■水銀体温計（平型）

- ガラス
- 毛細管
- 目盛板
- 水銀
- 水銀糸
- 留点部
- 水銀槽（球部）

・熱膨張率が安定！
・金属だから熱が伝わりやすい！

水銀体温計が使われなくなったワケ

水銀体温計は，ガラスなので水洗いも簡単で衛生的．水銀のおかげで体温をちゃんと数字として確認できる．水銀体温計は，長く体温計の王者でした．

水銀は便利なのですが……ヒトの体に直接触れてしまうと大問題になりえます．体温計（や血圧計）が壊れて，「水銀が手に触れた」，「口の中に入った」だけならまだセーフ．皮膚や粘膜からはそのままの状態の水銀は吸収されません．でも，汗の水分が常温（日常生活温度）で知らず知らずのうちに蒸発するように，水銀も知らず知らずのうちに気体化していきます．この気体化した水銀が肺に入り，血液の中に取り込まれてしまうと大変です．

水銀は脂肪が多いところが大好き．実は脳（全身に命令を送るコントロールセンター）は意外なほど脂肪がたくさんあります．そこに水銀がたまってしまうと……社会や歴史で勉強した四大公害病の水俣病と同じことが起こる可能性が！　水俣病の原因は有機水銀（メチル水銀）で，魚類を経た生体濃縮でしたが，最終的に脳にたまってしまうところは一緒．早流産・死産や胎児奇形をはじめ，脳細胞がうまく働けない脳神経障害（言語・運動・視力・聴力障害等）など，生命・心身に重大な影響が出てしまいました．

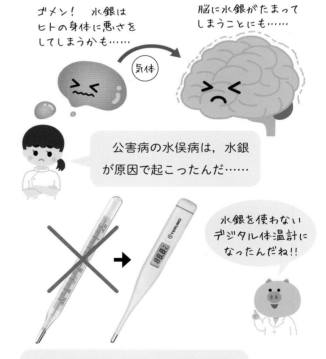

ゴメン！　水銀はヒトの身体に悪さをしてしまうかも……

気体

脳に水銀がたまってしまうことにも……

公害病の水俣病は，水銀が原因で起こったんだ……

水銀を使わないデジタル体温計になったんだね！！

「そんな危険なものを放っておくな！」と水銀に対する水俣条約が合意され，2017年に発効しました．2020年には，水銀体温計・水銀血圧計の製造と輸入入が禁止になりました．

体温計の種類はさまざま

　だから近年はすっかりデジタル化．周りの温度をセンサーで測るだけではありません．「これぐらいの速さで，これぐらい温度が上がったということは……最終的にはこれぐらいの温度のはずだ！」という予測式の体温計もあります．

　さらには耳の中（音の振動を受け止める鼓膜周辺）の温度を赤外線センサーで検出する耳内式なら測定完了までなんと1秒！　耳の中は暗くて狭く，温度に相当する赤外線が出ていることに注目した結果ですね．

　ただ，デジタル機器は水に弱いのが困りもの．完全防水になっているものはそこまで多くありません．そのときには，患者さんの使う前と使った後にエタノール消毒が必要ですね．なぜその必要があるのかは，微生物学や薬理学で勉強してください．

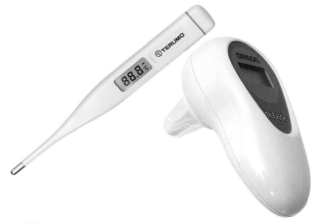

水銀体温計の基本的仕組みは理解できましたね．つぎの「どこで測ればいいのか」に移りますよ．実は，これが大問題．なぜかというと，体の外側（表面）と内側（奥）ではかなり測定できる温度が違うからです．

体表温と深部温

　「体温」と日頃口にしているのは体の表面温度（体表温）です．体の内側……心臓や肺といった辺りの温度は「深部温（中枢温・核心温）」ですね．深部温は体表温より約1℃高くなります．体表温が36℃だったら，深部温は37℃．本当に大事になってくるのは，深部温のほうです．

深部温（中枢温・核心温）
・体幹部の深部体温
・環境に左右されずに約37℃に保たれるように調節されている
・一般に，鼓膜温，肺動脈温，直腸温，膀胱温が深部温の代用として測定される

体表温
・体の外側の温度
・深部温を維持するため，周囲の温度変化に左右される
・体温は深部温が37℃前後に保たれていることが重要である

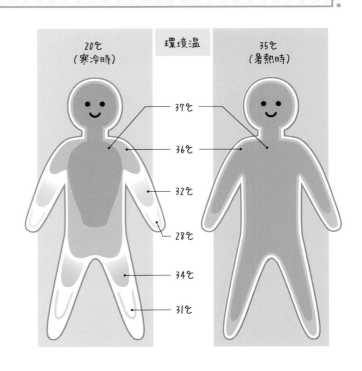

体温の役割は？

体の内側の温度が高いのは，そこで熱を作っているから．細胞は，酸素とグルコースを使ってATPを取り出します．ATPは細胞内エネルギー通貨として細胞が生きるためだけでなく，何か仕事をするときにも必要になります．

仕事の具体例としては，「筋肉を収縮させる」といったわかりやすいものから，「物を作る・壊す」といったちょっとイメージしにくいものもあります．筋肉は今まで確認してきた，呼吸（肺に筋肉はないので呼吸筋が必要）や心臓の収縮に必要ですね．そして筋肉の収縮のためにエネルギーが使われ，余ったエネルギーが熱に変わります．これが体温維持に使われるのです．

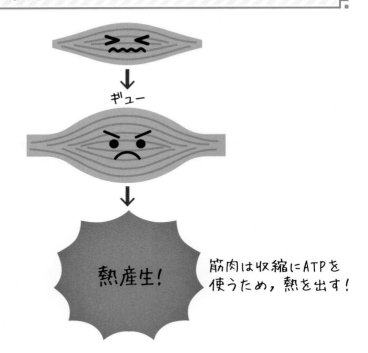

ギュー

熱産生！

筋肉は収縮にATPを使うため，熱を出す！

肝臓も「熱」をつくる！

でも，もっと大きな熱発生地点があります．それが人体最大の合成・分解（物を作る・壊す）工場，肝臓です．合成も分解も，多くはATPが必要になります．

合成・分解の主役は肝臓なので，肝臓で合成・分解が行われ，余ったエネルギーは熱に変わります．体温の約6割は肝臓でできた熱です．肝臓も，肺周りの呼吸筋や心臓も，胴体（胸腹部）の奥……つまり体の内側にまとまっていますね．

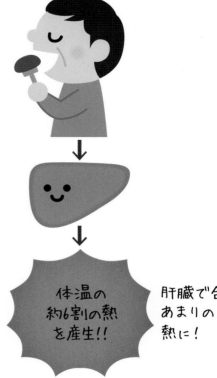

体温の約6割の熱を産生！！

肝臓で合成・分解したあまりのエネルギーを熱に！

体温はどのように調節される？

では，どうして体の表面は深部より温度が低いのか？それは皮膚の表面から空気中へと熱が逃げていってしまうから（輻射）．耳内式の体温計で測る赤外線で出ていく熱もその1つです．また空気は熱を伝えにくいとはいえ，全く伝えない（伝わらない）わけではありません．熱は温かい（ヒトの体）ほうから冷たい（空気）ほうへと移動していきます．これが「伝導」ですね．

それだけではありません．液体が気体になるときに周囲から熱を奪う「気化熱」も関係しています．皮膚表面の汗（水分）は，「汗かいた！」という自覚がなくとも気体になって，体を去っていきます．自覚なく体から去っていく水分を「不感蒸泄」といいますね．そのときに熱も奪っていくので，体表面は深部温より低くなるのです．汗をかいて体温を逃がすのは，立派な体温調節方法．暑いときに汗をかくのは，体温を一定に保つためにとても大事な働きです．

そして血液は全身をめぐります．体の奥（深部）にいるとき，血液は周囲と同じ温度（深部温）になります．でも体表近くに行くと，周りは熱が逃げるせいで低い温度（体表温）になっています．血液の熱は，高いほうから低いほうへと移動していきます．だから外が寒いときには，体の表面近くの血管を収縮させてあまり多くの血液を流さないようにします．通る血液量を減らして，血液全体の温度が（同時に深部の温度が）下がらないようにしているのですね．これがパルスオキシメーターのところ（p.12）でお話した「末梢循環不良」ですよ．

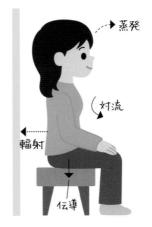

輻射：熱が赤外線として放散される現象

伝導：皮膚や気道と接する空気に，直接熱が伝えられていく現象

対流：身体の表面に接する空気が温められ，置き換えられる現象

蒸発：液体の表面から気化が起こる現象．水1gが蒸発するときには，約0.58kcalの気化熱が奪われる．身体から気化熱をうばい，放熱を行う仕組みには，「不感蒸泄」と「発汗」がある

寒いときには……

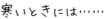
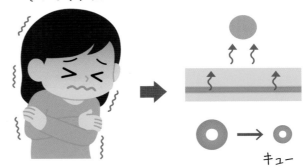

キュー

血管を収縮させて，あまり多くの血液を流さないようにして，血液の温度が下がらないようにしているのですね！

ここで，体温を測る場所を確認してみましょうか．できれば大事な深部温に近く，痛みなしに，簡単に測れるところがあるといいですね．

体温測定の部位と意味

　体温を測る場所としては，腋の下のくぼみ（腋窩），口の中（舌下），耳の中（耳内），肛門内（直腸）があります．どこもへこんでいて，深部に近いところですね．

　だけど注意．場所によって必要な測定時間が違うだけではなく，同じ人，同じ時間に測っても測定結果の「体温」は違います．同じ場所で測り続けないと，熱が出ていないのに「発熱！」と誤解する可能性がありますよ．毎日，必要なときには1日何度も測る必要があり，さらに多数の人を1本の体温計で測りたいものである以上，使いやすい測定場所は「腋の下（腋窩）」です．

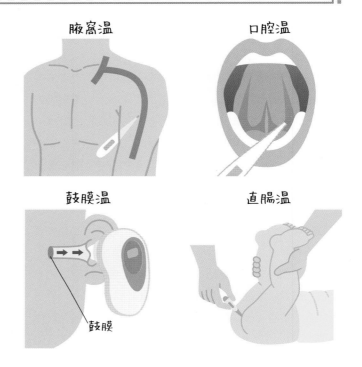

腋窩温　　口腔温

鼓膜温　　直腸温

鼓膜

正しい体温測定

　……使いやすいとはいえ，腋窩に体温計をただ挟めばいいものではありませんよ．腋の下の汗を拭いた後，腋窩の中央に，斜め下から体温計の先（センサー部分）を入れ，腋をしっかりと閉じてください．

　じっと待つこと……水銀体温計や実測式デジタル体温計なら約10分．予測式デジタル体温計ならブザーが鳴るまで待っていてください．

　途中で腋を緩めて開けてしまうと，測りたい体温よりも低い数字になってしまいます．

　また，斜め下から体温計の先を入れないと，腕と胴の間に外気の入る隙間ができてしまい，これまた体温よりも低い数字が出てしまいますので，注意してくださいね．

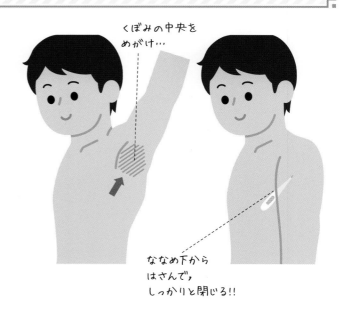

くぼみの中央をめがけ…

ななめ下からはさんで，しっかりと閉じる!!

✛ 体温測定部位ごとの注意点 ✛

「上腕にけが！」や「痩せすぎて腋を締めても隙間が……」などのように，腋窩が使えないこともあります．

そんなときには口の中（舌下）で体温を測ることになります．口腔内は「閉じれば表面ではなくなる」ので，多少は深部温を反映しやすい測定場所になります．ただ，口を閉じて固定するのは患者さんにとって負担になります．また，「もし先端部分が割れたら……」と思うと気分のよいものでもありません．

だから肛門内（直腸）部で体温を測ることもあります．一番深部温に近い温度がわかるので，重要な指標ではあるのですが．割れが怖いことに変わりはありませんし，何より肛門部に異物があるのは不快なものです．それに気軽に病院の待合室で測れるものではありませんね．

水銀柱体温計しかないときに，じっとしていてくれない乳児には「致し方ない」ものでしたが，デジタル化の進んだ現在ではあまり使われない測定部位です．乳児の体温は，デジタルの耳内式体温計で安全に測れるようになりましたからね．でも，耳内式は耳垢の影響を受けるため誤差が出うることを覚えておきましょう．

医療機器たちのこと，理解できましたね．
これでバイタルサインをしっかりと測れるはずです．
次のページからは体温，脈拍，血圧，呼吸（数）の意味するものを確認していきましょう．

「どうして測るのか」がわかれば，バイタルサインを測るときにいろいろなものが見えてくるのですね．

MEMO

2章-1

バイタルサインと解剖生理

体 温

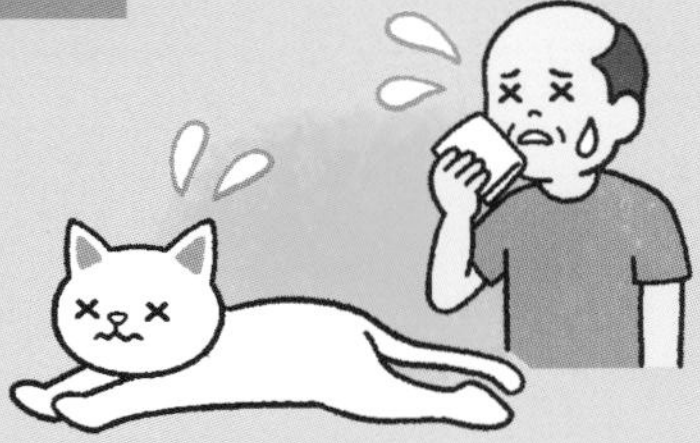

- 産熱と放熱

- 体温変動の原因

- いつ?　どこで?：測定時間・測定場所

体温

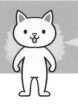

ヒトの体温がほぼ一定に保たれているのは，基礎生物や生理学で勉強したホメオスタシス（恒常性）のたまもの．では，どうやってヒトは体温を一定に保っているのか聞かれたとき，体温中枢やホルモンによる命令をどこが受け取って，何をしているかまでイメージできますか？「命令を受け取ったあと，何が起こっているのか」を簡単に確認しておきましょう．

産熱と放熱

体温を一定に保つためには，「産熱（熱を作ること）」と「放熱（熱を逃がすこと）」が必要です．産熱の中に「保温（熱を保つこと）」も入れてしまいましょう．

ヒトの体のどこが関係しているでしょうか？

どこで産熱？
どこで放熱？

1 産熱

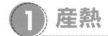

〈熱を作る（狭義の「産熱」）〉

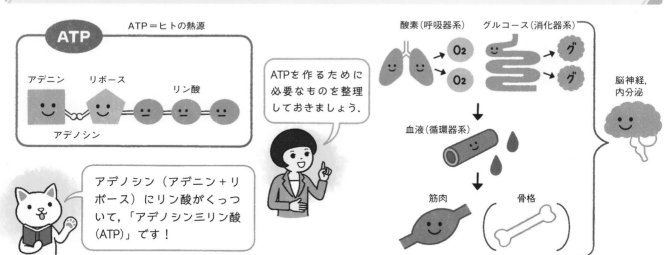

ヒトの体にとっての熱源は，細胞の作る ATP．基礎生物だけでなく，高校生物でもおなじみの「アデノシン三リン酸」ですね．

細胞が ATP を作るためには何が必要？

「酸素とグルコースが必要！」

では，酸素とグルコースはどうやって取り入れましょうか．「呼吸して，食べ物を消化・吸収する」とき，呼吸器系と消化器系が働いていることが前提になっています．でも，それだけでは細胞のところまで届きませんよ．循環器系の追加も必要です．

ATP：adenosine triphosphate，アデノシン三リン酸

　これら器官系がバラバラに動いていては意味がないので，コントロールするところも必要でした．コントロールといえば，神経系と内分泌系です．器官系が「動く」ためには，まだ必要なところがありましたよ．「……そうだ，筋肉と骨格も必要なんだ……」．

　さらに，生命の始まりは受精卵という1個の細胞ということまで思い出すと，「受精」に関係する生殖器系も無関係ではありません．

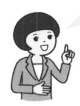

「産熱（熱を作る）」1つとってみても，解剖生理学のほぼ全部が関係してきます．だから「体温」は大事な情報なのです．
すごく簡単に解剖生理学全体の関係を確認したところで，「産熱＝細胞の作るATP」をもう少し詳しく見ていきましょう．

　全身の細胞がATPを作っていますが，産熱なら肝臓と筋肉の細胞に注目．「ATPを作る＝異化（分解）している」ということ．人体最大の工場として，日々分解・合成に励んでいる肝臓は，一大産熱地点です．そして，筋肉にためてあったグリコーゲン（やクレアチンリン酸）を分解して，収縮用のATPを取り出す筋肉も，もう1つの産熱地点です．

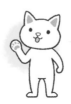

ここで忘れてはいけないこと．「筋肉って，どこにありますか？」

　油断すると，「筋肉」は腕や足のような意図的に動かす筋肉（随意筋）のイメージで止まってしまいます．意識しなくても動かせる筋肉（不随意筋）がどこにいるかというと，先ほど確認した呼吸器系，消化器系，循環器系といった器官系の構成部分でした．いわゆる内臓（胸腹部器官系）が「動く」のは，不随意筋が収縮・弛緩しているおかげです．とくに循環器系の心臓は，止まってはいけないため特殊な筋肉（心筋）でできていましたよ．

＊

　肝臓と筋肉という産熱地点を確認したうえで，これらの位置関係を見ると胸腹部（胴体内部）に多く集まっていますね．

　このことは，体温を測定するときに大事になってきますので，今のうちに目で（視覚的に）確認しておきましょう（p.25, 26参照）．

ATPは細胞のエネルギー源．でもATP産生をよく見ると結構「ムダ？」があります．

たとえば10のATPができたとしましょう．これが全部細胞のご飯になった（細胞の活動に使われた）なら，ムダはゼロ．100％のエネルギー活用です．

だけどヒトの細胞はそんなに効率よくできていません．作ったATPの6割近く（10のうち6くらい）は細胞のご飯にはなりません．熱エネルギーになって，細胞の外へと逃げていってしまいます．これが体温のもとになる「産熱」の正体です．

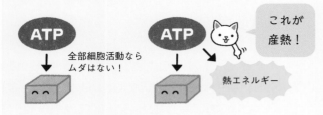

これが産熱！

全部細胞活動ならムダはない！

熱エネルギー

もし100％のエネルギー活用ができてしまったら，産熱がなくなってしまうので，一度下がってしまった体温を自力で上げることができません．これでは酵素の至適温度を保てなくなってしまいます．

「酵素」と聞いてちゃんと消化酵素だけでなく，DNA合成やホルモン合成などにも必要なことを思い出してくれましたか？　細胞が使うエネルギーの視点からは，一見「単なるムダ？」ですが，実は体温を保つための「必要なムダ」だったのです．

酵素

産熱がないと，酵素の至適温度が保てない……

消化もDNA合成もうまくできないってこと！

この「必要なムダ」があるせいで（あとは一段階反応で終わるか多段階かなどの違いもありますが），同じ量のグルコースを空気中で燃やしたときの熱（エネルギー）と，体内で取り出せるATP（細胞内エネルギー）は一致しません．これが栄養の話で出てくるアトウォーター係数と，糖質代謝で得られるエネルギー量が一致しない理由です．

酵素には至適温度だけでなく至適pHもありましたね．pHについては「脈拍（細胞内外のミネラル（電解質），アシドーシスとアルカローシスのおはなし）」のところでおはなししますよ（p.77,78参照）．

至適pHのおはなしは「脈拍」のところで確認しようね！

〈熱を保つ（保温）〉

熱を逃がさないためには「保温」が必要．ヒトの体は「皮下脂肪」がその役割を担っています！

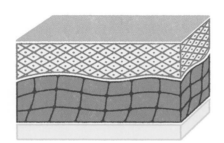

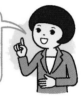

皮下脂肪の完成は結構遅め．だから保育器が必要なのです！

DNA：deoxyribonucleic acid，デオキシリボ核酸

作った熱は保温しないと逃げてしまいます.「ほかほかの食事も時間がたつと冷めてしまう」ことからもわかりますね.

ヒトの体の保温は,皮下脂肪が主役.「えー! 脂肪なんてやだー!」なんて毛嫌いしている人はもういませんよね.脂肪(脂質)がないと,ホルモンのもとができず(ステロイドホルモン不足の危険),細胞膜の成分まで不足してしまいます.脂肪は1か所にとどまる(必要以上の蓄積)のが問題になることはあっても,体内をぐるぐる回っている限りは悪者じゃない…….生化学で勉強してきたはずですよ.

脂肪の重要性をすごく簡単に確認したところで,皮下脂肪のおはなしに戻ります.

皮膚の3層構造の一番下,皮下組織にいるのが皮下脂肪.保温はとても大事な役割ですが……「ヒト」として1つの生命を完成させようとすると,どうしても後回しになってしまいます.

生殖器系の「発生」のところを見ると,皮下脂肪の付き始めは妊娠6か月.皮下脂肪完成は妊娠9か月ごろです.ということは,その前に生まれてしまうと,体温をうまく維持できません.早産などによる未熟児が保温された保育器に入る必要があるのはこのためです.

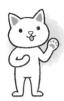

ちなみに,呼吸に必要なサーファクタントも,不十分なうちに生まれてきてしまうと一大事.ちょっと説明しておきましょう.

◆サーファクタント

完全にしぼんでいる風船はなかなかふくらまない.

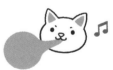
少し膨らんでいる風船はラクにふくらませる.

肺胞はゴム風船のようなもの.ぺちゃんこになった状態からふくらませようとすると,かなり強く息を吹き込まないといけません.そんなことにならないように,ヒトは肺胞の内側に「ぺちゃんこにつぶれないようにするもの」があります.それがサーファクタントです.

ところが,皮下脂肪同様これまた後回しになってしまう部分.完成前に生まれてきてしまうと,呼吸にいらぬ力が必要になって呼吸不全を起こしてしまうかも! そんなことにならないように気管に管を入れて,息を吐いたときに肺胞がペタンコにならないように適量の酸素を送り込んであげるのです.管が痛々しくてかわいそうに見えますが,管がないと呼吸できずにもっとかわいそうなことになってしまいます.

*

このように,皮下脂肪やサーファクタントの形成不十分があるからこそ,早産や低出生体重児(体重は皮下脂肪はじめ発育状態の判断指標)が問題になるのです.『国民衛生の動向』などの衛生統計の勉強で,早産や低出生体重児という言葉がハイリスク要因としてよく出てくる理由,なんだかわかってきましたね.

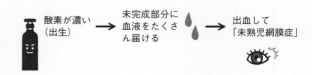

サーファクタントができていないから，肺胞がぺちゃんこにならないように管で圧力をかけながら肺に酸素を入れてあげるのですが，実はこのときの酸素濃度（酸素流量）は結構問題です．

普通のヒトでも酸素濃度には「CO_2ナルコーシス」という大問題があります．とても大事な「呼吸コントロール」に関係しているので，CO_2ナルコーシスについては，「呼吸」のところ（p.132）で説明しますからね．

酸素濃度（流量）には注意が必要！

「CO_2ナルコーシス」や「未熟児網膜症」に関係するよ．

それ以外にも酸素濃度に関係しているのが「未熟児網膜症」．眼球の網膜さえ未完成のうちに生まれてきてしまう未熟児も，なかにはいます．そういう児はサーファクタントもできていないので，保温かつ酸素療法になる

のですが……．

酸素濃度が濃すぎると，毛細血管が急成長してしまいます．未完成だった網膜を完成させるため，急ピッチで栄養を届けようとする結果です．あまりに毛細血管が急成長すると，出血して網膜を傷つけてしまうことに．こうなると，場合によっては重い視力障害が出てしまいます．

酸素が濃い（出生）→ 未完成部分に血液をたくさん届ける → 出血して「未熟児網膜症」

もともとお母さんのお腹の中から体外に出てくる「出生」自体が，児の血液の酸素濃度が急に増える一大イベント．ヘモグロビンを胎児型から成人型に作り変える必要があるのは（そして新生児黄疸が出るのは）この大イベントに対応するためです．そこに酸素療法まで追加されてしまうと，どうしても毛細血管の成長が悪影響を与えてしまいやすくなりますね．

② 放熱

「汗をかく」のは放熱の代表だね．

熱を作るだけでは，体温を一定範囲内に保てません．作りすぎてしまった熱は，体外（主に空気中）に逃がす必要があります．また，外が暑いときにも体内が高温にならないように熱を逃がさないといけません．熱を逃がす（放熱）には，水分に体外へ出ていってもらうのが一番．「夏に汗をかく」が，放熱の代表例ですね．

〈細胞外水分が不足して汗が出ない！〉

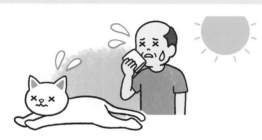

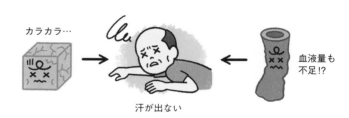
カラカラ…
汗が出ない
血液量も不足!?

放熱できないとどうなるか．体内に必要以上の熱がたまり，体の機能をうまく果たせない熱中症になってしまいます．

汗は体内に水分がなかったら作れません．細胞の外にある水分なので，問題になるのは細胞外水分．細胞外水分の代表は血液ですが，いる場所が違うだけで成分がか

なり似ている組織液やリンパ液も忘れてはいけませんよ.

汗が出ないくらい（細胞外）水分が足りなかったら,血圧が下がって体の上のほうにある頭（各種中枢）まで血液を届けられないかもしれません.それでは中枢が働けず,呼吸命令なども十分に出せずに死の危険すらありますよ.

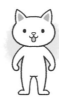

熱中症の原因は大きく2つ.「水分がない！」と「汗をかく命令が出ない！」です.

知識がつながる！ どうして汗をかくと熱が逃げるの？

なぜ水分が外に出ていくと熱が逃げるのか.「熱（あたたかいもの）が体の外に出ていってしまったから」というのは理由の1つ.

湯たんぽや携帯型使い捨てカイロがまだ温かいうちに体から離すと,「寒い……」あの感覚です.体内にあって「あたたかいもの」の一部だった尿が体外に出ると,「熱が逃げた」ことになります.

「トイレで用を足したあとにブルっと震える」というのは,「熱をもったもの」が体の外に出ていってしまったので,筋肉がふるえて（小刻みに収縮して）出ていった分の熱を作ろうとしているからです.

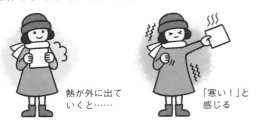

熱が外に出ていくと……

「寒い！」と感じる

でも「水分」に注目した場合,熱が逃げる理由で一番大きいのは「蒸発によって熱が奪われる」です.蒸発というと,蒸気になる沸騰時（100℃）の気化が思い浮かぶかもしれませんが,もっと低い温度でも水分は蒸発しています.

イメージしてほしいのは洗濯物が乾くときの「蒸発」.洗濯物が乾くのは,水分（液体の水）が少しずつ小さな気体の水（水分子）になって,空気中に出ていくから.液体の水の粒（水分子）は,常温でも少しずつ自由に動き回れる気体に変わり,そのときに周囲の熱を奪っていきます.

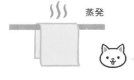

蒸発

100℃じゃなくても水は気体になるよね！

化学で勉強した言葉を使うなら,「液体から気体への相変化に伴う,気化熱の吸熱反応」です.簡単に言えば「水は蒸発するとき周りの熱を奪っていくよ,涼しくなるね」.これが「打ち水をすると涼しくなる理由」で,「注射の前に消毒すると,スーッとする」おはなしです.

「スーッ」は皮膚から熱が奪われた（熱が逃げた）感覚そのもの.消毒に使うのは水よりも気体になりやすいエタノールなので,熱が逃げる感覚がわかりやすいのですね.

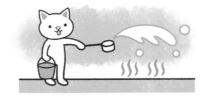

「打ち水をすると涼しくなる」のは水が蒸発して熱を奪ったから……！

このようなわかりやすい汗の蒸発に比べて,全く気づかないものが不感蒸泄.呼吸時に肺胞の中で水分が気化していくように,「知らず知らずに体の外に出ていく水分」です.

肺の中でも水分が変化！

知らない（感じない）ので「不感」蒸泄！

「水分」に関係しない熱の移動（主に「熱が逃げる」）もありますよ.体の熱が物に向かって逃げた結果,体に触れていたものが温かくなる「伝導」.これが空気で起こると「対流」になりますね.対流はスケールが大きくなると風を生み,高気圧や低気圧の話にもつながります.

「熱中症で脱水！」と聞いて，頭に浮かぶのは「血液の水分が出ていっちゃった！」ですね．出ていってしまうのは，細胞の外の水分だけではありませんよ．

脱水は3パターンに分けることができます．イメージしやすい脱水は，細胞の外の水分（細胞外液）が減ってしまうもの．「汗かいた！」「手術して組織液が蒸発していっちゃった……」などですね．これが「高張性脱水」です．「主に水が減ったから，残ったものは『ぎゅうぎゅう』になってるよ！」のイメージです．

細胞外液が足りないのだから，細胞外液に近い成分を補ってあげたいところ．単なる水だけでなく，細胞外液に多いナトリウムイオン（Na^+）や塩化物イオン（Cl^-）を含んでいれば，素早く細胞外液の代わりになれそうですね．「暑いときには水分だけでなく，塩分（$NaCl$）もとりましょう」と言われるのはこのためです．

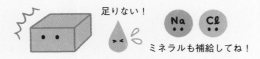

足りない！
ミネラルも補給してね！

周りの水分（細胞外液）が
減るのが「高張性脱水」！

ここで細胞内外を比べると，細胞内より細胞外が「ぎゅうぎゅう」になっています．すぐに細胞外液が補充されないと，「ぎゅうぎゅう」を薄めるために細胞の中から外に水分が出ていってしまい，今度は細胞の中が水分不足になってしまいますね．この段階だと，細胞の中にも近い成分を補う必要が出てきます．

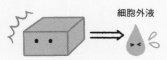

細胞外液

水が持っていかれる！

こうなったら細胞内にも
似た成分が必要になるよ.

それでも水分がこないと，細胞内外どちらも水分不足．細胞は水不足でしぼんでうまく働けない，血液はじめ細胞外液も足りないから汗も出ない，血液もめぐらない……．非常に困った状態です．

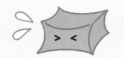

まだ足りない！

細胞内外，どっちも水不足．
汗も出ないし，血液もめぐら
ない，非常に困った状態……

ここで「うわっ！ 水！」と慌てると，実はもっと大変なことになります．水分が急に増えると，腎臓が余った水分を尿として体外に捨てます．このときに血液内の不要物（不要だけど，血液の「ぎゅうぎゅう」を保っていたもの）も体の外へ．体内の水分を保つ力（体の中に水分を保つための「ぎゅうぎゅう」度合い）が下がります．

結果，水分をとったせいで（尿が出て行ったあとは）もっと水分不足になっていくのです．これが張力の下がった「低張性脱水」．「体全体のぎゅうぎゅう度合い，全体的に下がっちゃった……」脱水のことですよ．

あわてて水だけ飲むと
「低張性脱水」

全身のぎゅうぎゅう度合いが下がっ
て，さらに水分を保てない状態だね．

残り1つの「等張性脱水」は水分とミネラルが同じ割合で失われたもの．「ぎゅうぎゅう度合い」に変わりがないまま，水分が減った状態です．下痢や嘔吐が代表例ですね．

低張性脱水にならないためには，細胞内液になるのに時間のかかる「ただの水」を補給するのではなく，「すぐに細胞内液や細胞外液になれる水分」を入れる必要がありますね．そこで，輸液のおはなしになるのです．

〈命令がこないと汗が出ない！〉

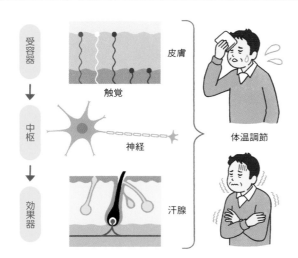

不適切な衣類や湿度だと……

汗が空気中に
逃げられない‼

だから，看護では，衣服の
選択や病室の温度や湿度が
大切なんですね！

また，最初に「汗をかく命令」を出すところ（中枢）が変になってしまったら，体内に水分があっても汗を使って体温を下げられません．ヒトの恒常性は，主に反射で維持されています．自律神経の関係が深い，情報に対する決め打ち行動ですね．

反射に必要なのは，情報を受け取る受容器，命令する中枢，命令を受け取って働く効果器．体温状態を感じる皮膚の感覚神経，視床下部にある体温中枢．汗を作る汗腺が受容器・中枢・効果器の「反射弓」を作っています．これらのどこかが変になると，「命令が来ないせいで汗が出ない」ことに！

これらに問題がなくとも，せっかくかいた汗（水分）がうまく空気中に逃げられなかったら放熱効果は不十分に

なってしまいます．ここで湿度や衣類のおはなしが関係してきます．

基礎看護で各種看護論の勉強をするはずです．そこでは「ヒトが健康に生きるうえで何が必要か（何が欠けていると問題か）」の中に（多少文言や名称は変わってくることがありますが），「適切な衣服を選ぶ」「快適な温度・湿度を保つ」という項目があるのがわかります．汗を空気中に逃がすことができないと，「べたついて気分が悪い」だけでなく，「放熱によって体温を調節できない」という問題があるからこそ，看護理論でチェックするポイントに入ってくるのです．各種看護論の要チェック項目に入っている意味，もうわかりましたよね．

▶〈ここまで終わったら「宿題コーナー：自分でまとめてみよう！」〉

・体温維持を産熱（保温も含む）と放熱の両面からまとめよう
　（1）器官系レベル　（2）細胞・組織レベル

➡p.57へ

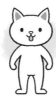

体温維持の大前提，産熱と放熱についてのおはなしは一段落．体温が変動する原因についてのおはなしに入りましょう．簡単に言えば「熱が出た！　何を疑う？」，「体温が低い！　何の可能性がある？」のおはなしです．

体温変動の原因

正常な体温変動

健康なヒトでも体温は変動します．ここでは「基礎代謝と活動代謝」，
「女性の性周期」をまとめましょう．

横になって
じっとして
いると……

 基礎代謝

 活動代謝

活動すると……

〈基礎代謝と活動代謝〉

臥位

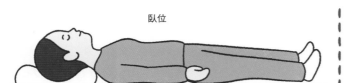

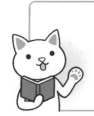

臥位（安静時）に必要なエネルギー
＝
基礎代謝
・男性（成人）：約1,530kcal
・女性（成人）：約1,110kcal

この基礎代謝のエネルギー
のうち，約6〜7割が"体温
維持"に使われるのです！

坐位や立位は"活動
代謝"といいます！

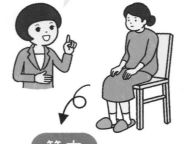

筋肉

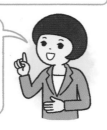

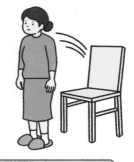

立ったり，座ったりは，"筋
肉"が"収縮"しますね！
つまり，「熱が産生される」
ということですね！

ヒトが横になって（臥位で）安静にしているときに必要
になるエネルギー（熱量）が，基礎代謝．体温の維持や
呼吸・循環，消化など（もちろん命令担当の神経系や内

分泌系も）に必要になるエネルギーですね．基礎代謝エ
ネルギー量の約6〜7割が体温維持に使われていること
からも，体温維持の重要性がわかるはず．

基礎代謝は，性・年齢でほぼ決まっています．成人男性（18～29歳）で約1,530kcal/日，成人女性（18～29歳）で約1,110kcal/日（厚生労働省：日本人の食事摂取基準2020）．これが生きるために必要な（エネルギーだけに注目した）食べなくてはいけない栄養．病院食や輸液を考えるときの基準になりますよ．

知識がつながる！ カロリーだけ見ればいいのかな？

ヒトは自力で栄養を作ることができませんから，「食べ物」から栄養をとる必要があります．油断するとカロリーにだけ目が行って，ほかのことを忘れてしまいがちです．「太るのが嫌だから，最低カロリー（基礎代謝分）さえとればいい」では，細胞たちが役目を果たせずに困ったことになりますよ．

カロリーだけじゃ足りないものばかり！

細胞たちが役目を果たせなくなるよ！

糖質（炭水化物）をとらないと，ATPのもとになるグルコースを補充できません．グルコースからじゃないとATPを作れない（ミトコンドリアがない）赤血球，非常食になるケトン体はあるけどやっぱりグルコースからATPを作りたい脳の存在，思い出しましたか？

血糖値の維持が大事なことも，赤血球と脳からイメージできるようになるといいですね．

赤血球　　脳

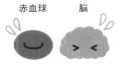

グルコースがなきゃダメなんだ！

糖質（炭水化物）でATPのもとであるグルコースを補充するよ！

タンパク質をとらないと，筋肉や骨だけでなく各種酵素や神経伝達物質ができません．消化酵素をはじめ各種の酵素も，神経の働き（感覚神経・運動神経，中枢）も，働かなくなったら一大事です．

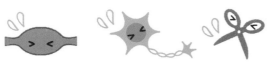

筋肉も神経も酵素もタンパク質が大前提！

脂質をとらないと，保温がうまくいかないだけでなく，細胞膜や脂溶性ホルモンができなくなります．細胞膜の主成分は，リン酸や糖がついて両親和性（水とも油とも手をつなげる）になった複合脂質でした．性ホルモン，副腎皮質ホルモン，代謝に関係する甲状腺ホルモンが含まれる脂溶性ホルモンは，誘導脂質の代表でしたね．

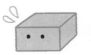

細胞膜も脂溶性ホルモンも脂質がないと作れないよ！

ほかにもビタミンやミネラルの必要性については生化学や生理学で勉強したはず．これらは，カロリーだけ見ていたら思い出せないかもしれません．カロリー（熱量）は1つの基準ではありますが，みなさんは今までに勉強してきたこともちゃんと思い出してくださいね．

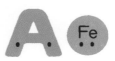

ビタミンやミネラルもないと生きていけないよー！

そして脂質を消化管以外から体の中に入れるときには注意が必要．その大きさゆえに細い血管で詰まってしまわないように，リンパ管に近い静脈（鎖骨下静脈）に入れる中心静脈栄養（IVH）を使うことも頭に入れておくといいですね．

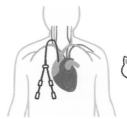

IVHは鎖骨下静脈に入れるよ！

IVH：intravenous hyperalimentation，中心静脈栄養

ヒトが起き上がり（坐位），立つ（立位）には，筋肉が収縮する必要があります．筋肉が収縮する，イコール，「熱が産まれる」です．そのためには基礎代謝よりも必要な食事量（栄養量）が増えますね．これが活動代謝．

性・年齢に加え姿勢などの活動内容によって，1日に必要なエネルギー（熱量）が変わってきます．椅子に座って勉強していることも，立派な「活動」ですよ．

基礎代謝・活動代謝を理解すると，体温の日内変動の意味がわかります．1日のうち，ヒトの体温は約1℃変動します．寝ているときと起きた直後は体温が低く，日中は体温が高くなりますよ．

これ，基礎代謝と活動代謝のおはなしと重なってきます．体温が低いときは臥位・安静状態ですから基礎代謝．体温が高いときは坐位や立位で活動中ですから活動代謝です．

*

もちろん神経系や内分泌系の働きなども追加されますから「代謝のはなしそのものズバリ！」ではありません．

でも，基礎代謝と活動代謝のおはなしのあとなら「ヒト体温の日内変動」はかなりスムーズに理解できるはずですよ．

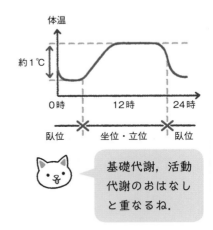

基礎代謝，活動代謝のおはなしと重なるね．

知識がつながる！ 「運動」って何だろう？

「椅子に座って勉強」も，立派な活動代謝の対象でした．「活動」と言われると，つい元気に動き回っていることをイメージしがち．同様に特定のイメージに引きずられてしまうものに「運動」があります．

「運動しましょう！　体を動かしましょう！」と言われると，「そんなのめんどくさい……」と思ってしまう人がいます．おそらく，そのとき頭に浮かんでいるのはジョギングやテニスのような「スポーツ」．健康について話をすると出てくる「運動」はスポーツに限りません．ラジオ体操だって，立派な運動です．

体を動かしたときにどれくらいのエネルギーを使ったかを示す単位にメッツ（METs）があります．メッツというのは，安静時を1としたときに何倍のエネルギーを消費するかを示したもの（厚生労働省より）．活動強度（どれぐらいの強さで活動したか）の単位として使われます．

真面目にラジオ体操をすれば，4メッツ．椅子に腰かけた状態でも（真面目にラジオ体操をするなら）2.7メッツです．これならできそうですね．

「血圧」（p.111）でメタボリックシンドロームのおはなしが出てきます．

メタボリックシンドロームの解消には運動が効果的で，患者さんに生活指導をする機会があるかもしれません．そのときに「今すぐ一緒に運動できる例」としてラジオ体操を覚えておいてください．「座っていてもできる」ことは，結構便利なものですよ．

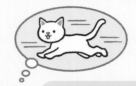

運動ってスポーツだけじゃないんだよ！

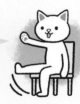

椅子に座っていても運動できるんだね！

〈女性の性周期〉

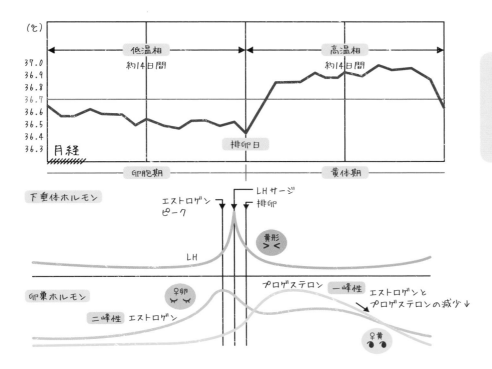

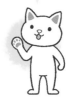

体温変動のきっかけは「LH
サージ」と「月経」です．
妊娠時以外では，約2週間
で高温相と低温相が入れ
替わりますよ．

1日レベルではなく，約1か月レベル
での体温変化が女性の性周期．内分
泌系と生殖器系の復習になりますね．

スタートは「男性ホルモンは1種類，女性ホルモンは卵胞ホルモン（エストロゲン）と黄体ホルモン（プロゲステロン）の2種類」です．そして2種類の女性ホルモンの分泌量が変動するから，女性は性周期に伴う体温変動が起こるのです．

体温変動のきっかけは「LHサージ」と「月経」．下垂体前葉の黄体形成ホルモン（LH）が急にたくさん出るLHサージがきっかけで，卵巣から卵子が飛び出る排卵が起こります．排卵したということは，いつ受精卵ができてもおかしくありませんね．だから子宮内膜をふかふかにして（子宮内膜肥厚），受精卵が成長しやすく入り込みやすい（着床）環境にする必要があります．

子宮内膜肥厚は黄体ホルモンのお仕事．受精卵の成長（細胞分裂）には，ATPが必要ですね．ATPを作るため

には酵素が働く必要があって，そのためには至適温度（と至適pH）が大事．少し高めの体温にして，受精卵が順調に成長できるようにしているのです．だから「LHサージのあとは，黄体ホルモンが多い高温相」ですね．

もちろん着床して妊娠が成立したなら，受精卵はもっと成長（細胞分裂）していきます．妊娠中は黄体ホルモンが多い状態が続き，高温相継続です．

ここで，受精卵ができなかったら，子宮内膜は定期的に作り直して新品にしておく必要があるため，排卵後約2週間で作り直しをするべく子宮内膜をはがす作業が始まります．これが「月経」．受精卵のことを考える必要がないので，卵胞ホルモンが多い低温相に変わります．「月経のあとは，卵胞ホルモンが多い低温相」です．

月経後約2週間で子宮内膜は一応復活．卵巣で次に飛び出す予定の卵子成長も一段落するころです．あとは排卵のためにLHサージを待つだけです．

＊

このように約1か月（基本は28日）で変動していくの

LH：luteinizing hormone，黄体形成ホルモン

が女性の性周期．初潮（初回月経）から閉経（月経の終了）まで，妊娠時を除いては体温が約2週間で高温相と低温相が入れ替わることになります．この体温変動がないと

いうことは「LHサージがない＝排卵がない」ということ．排卵がないと，妊娠できません．だから妊娠を希望する女性は基礎体温を測る必要があるのです．

知識がつながる！ 月経周辺のおはなし

月経があるということは，LHサージがうまくできていて，妊娠可能な状態なのですが……ひどい月経痛に悩まされている人がいることも事実です．「起き上がることすらできない」「最大容量の吸収材を使っているのにすぐに漏れてくる」なんてときには，子宮内膜症を起こしている可能性があります．子宮内膜症は毎月剥がれて作り直す子宮内膜が，本来の場所以外にいて過剰出血を引き起こすものです．月経痛がひどいと思ったら，早いうちに婦人科（女性科）に相談．低用量ピルで重い月経症状を軽くできる可能性がありますよ．

低用量ピルで重い月経症状が楽になるかも！

低用量ピルは，1種類（または2種類）の女性ホルモン（1種類なら卵胞ホルモン，2種類なら黄体ホルモンも追加）を，毎日一定量ずつ体の中に入れる（1日1粒の錠剤）もの．

命令しなくても女性ホルモンが出るので，下垂体から命令役の卵胞刺激ホルモン（FSH）と黄体形成ホルモン（LH）が出なくなります．

下垂体からの命令がなくなるので，女性ホルモンの作られすぎが防止され，過剰な子宮内膜が作られることもなく月経症状が軽くなる……というわけですね．LHサージもなくなりますから，排卵もなくなって避妊作用もあります．

でも低用量ピルでは性感染症（STD：Sexually Transmitted DiseaseもしくはSTI：Sexually Transmitted Infections）は防げませんから，コンドームの必要性は変わりませんよ．

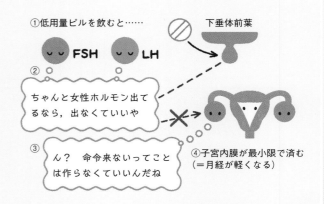

①低用量ピルを飲むと……
FSH LH
下垂体前葉
②ちゃんと女性ホルモン出てるなら，出なくていいや
③ん？　命令来ないってことは作らなくていいんだね
④子宮内膜が最小限で済む（＝月経が軽くなる）

あと，覚えておいてほしいのは「性ホルモンは気分変動に関係がある」ということ．月経前症候群（PMS）は，月経前3～10日続く身体・精神的な症状のこと．月経が始まってしまえば消える（少なくとも軽くなる）ので，女性ホルモンの分泌量変動が原因と考えられています．

更年期は生殖の必要がなくなったとして，下垂体からの分泌刺激があっても女性ホルモンが出なくなった状態．腟の分泌液減少，ホットフラッシュ（突発的な発汗・ほてり）といった身体的変化だけではなく，涙もろくなる，ふさぎ込むなどの精神変化を伴うことも多いですからね．

FSH：follicle stimulating hormone，卵胞刺激ホルモン
PMS：premenstrual syndrome，月経前症候群

② 異常な体温変動

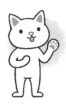

「異常」な体温変動原因には何があるでしょうか.
イメージしやすい「熱が出た（体温が高い）！」を先に，あまり遭遇
しないかもしれない「体温が低い！」をそのあとにまとめていきますよ.

〈熱が出た（体温が高い）！〉

どんなときに熱が出るか. おそらく最初に浮かぶのは，
「かぜひいた！（感染）」ですね.

熱出た！
……かぜ？

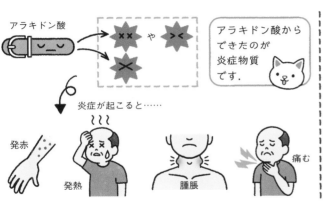

アラキドン酸

アラキドン酸から
できたのが
炎症物質
です.

炎症が起こると……

発赤

発熱　　腫脹　　痛む

放熱不十分……

体温調節で
きない……

放熱が不十分
＋
体温調節が
できない……
が「熱中症」

感染があると熱が出る理由は，体が免疫担当の白血球の働きを応援しているから. 白血球の働きを促進するために，炎症反応が起こります. 炎症の4徴候は発赤・発熱・腫脹・疼痛(赤く，熱く，腫れて，痛む). 白血球が仲間を呼んで，異物侵入現場に早く到達できるように，(必須脂肪酸の1つ，アラキドン酸からできる)炎症物質が働いているせいで出る現象です.

熱が出れば，そこにいる白血球(の中にある異物分解酵素)が万全の態勢で働けます. 局所レベルではなく，全身レベルで白血球の働きを応援すると……「熱が出た（体温が高い）！」ですね.

また，熱中症も文字通り「熱が出た」ですね. こちらは体が自主的に体温を上げたのではなく，熱を逃がせない（放熱不十分）で「上がってしまった」体温です.

また，先におはなししてある体温中枢異常. 体温中枢の反射弓を一緒に確認しましたよ. この体温中枢異常は，感染によって引き起こされることもあります.

高熱（39℃以上）が続く「稽留熱」は，最初は感染時の白血球支援だったはずが，感染で「体温中枢異常！」が起こったサインです.

〈「内分泌系異常」でも熱が出る〉

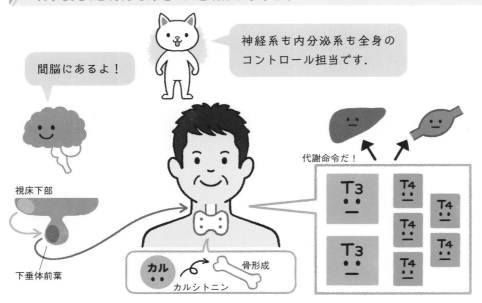

間脳にあるよ！

神経系も内分泌系も全身の
コントロール担当です.

視床下部

下垂体前葉

代謝命令だ！

カル
カルシトニン → 骨形成

T3 T4 T4 T4 T3 T4 T4

代謝に関係するのがトリ
ヨードサイロニン（T₃）
とサイロキシン（T₄）だ
ね！T₃, T₄ともに「ヨウ素」
から作られるよ！

ATPを作るのは代謝（のうちの異化）. 代謝を担当するホルモンは，甲状腺ホルモン（T₃, T₄）ですね.

甲状腺ホルモンが出すぎる（腫瘍をはじめ，甲状腺機能亢進症）と，ATPが作られすぎて……熱が出ます. 甲状腺だけでなく，甲状腺をコントロールするホルモン（視床下部や下垂体）の異常でも起こりうることは忘れないでくださいね.

知識がつながる！ 特殊な熱のパターン

「熱が出た！」というときに，特殊な熱の出方をする病気があります. 熱の原因がわかりやすくなるので，代表的なものは頭に入れておくといいですよ.

稽留熱

39℃以上（これが「高熱」ですね）が続き，日内変動が1℃以内のものを「稽留熱」といいます. 肺炎球菌による肺炎や，チフス（腸チフス，発疹チフス）で出る熱です. 細菌による炎症が髄膜で起こった髄膜炎で出ることもありますね.

弛張熱

高熱は出るけど，日内変動が1℃以上あって，低いときでも平熱に戻らないのが「弛張熱」. 敗血症はじめ細菌による化膿性疾患で出る熱です.

間欠熱

高熱は出るけど，その日のうちに平熱に戻るときもある（変動1℃以上）のが「間欠熱」. 代表は間欠熱の中でもとくに「周期熱」とよばれることもあるマラリアです. 3日熱マラリアは1日目に高熱，2日目は平熱，3日目にまた高熱が出るもの. 4日熱マラリアは1日目に高熱，2・3日目は平熱で，4日目にまた高熱です.

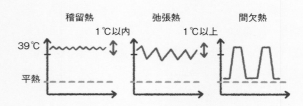

稽留熱　　　弛張熱　　　間欠熱
　　　　　　1℃以内　　　1℃以上
39℃
平熱

「そんな特殊な熱の出る病気なんて出会わないよ」と言いたくなりますが，チフスやマラリアは感染症の分類と対策として国家試験に出てきます. 肺炎球菌は（65歳以上の）任意予防接種で日常生活にも関係してきますね. さらに温暖化によって，いつ日本でマラリア感染症の発症報告があってもおかしくありません. だからこそ，特殊な熱の出方を頭の中に入れておく必要があるのです.

T₃：triiodo thyronine，トリヨードサイロニン
T₄：thyroxine，サイロキシン

ATPの作りすぎも，放熱不十分でも熱が出ます．そしてそれらの原因は「薬」でも起こりうることを覚えておかないといけません．

単に「薬」とだけ目にすると，「熱を下げるんじゃないの？」と言いたくなりますが，ちょっと待ってください．それは，普段私たちが「熱が出た！」という「困った状態」に遭遇することが多いから．

薬は「困った状態」を治すために使うもので，基本は「受容体や酵素の邪魔（もしくは刺激）」です．たとえば「痛み止め」や「熱冷まし」はアラキドン酸から炎症物質を作る酵素（シクロオキシゲナーゼなど）を邪魔する薬．炎症物質がなくなれば，炎症（発赤・発熱・腫脹・疼痛）は治まりますからね．

薬は「困った状態」を治そうとしたとき，「薬の効果が弱くて効かない！」ことがあります．それだけなら，薬を増やせばいいはずなので簡単．逆に，薬が効きすぎてしまうこともあります．

先に確認した代謝担当の甲状腺ホルモンを補充する薬で考えてみましょう．

甲状腺ホルモンを薬で補充（ホルモンに似せた薬や，ホルモン受容体の刺激薬を使用）することで，低すぎた代謝が改善され，全身細胞がうまくATPを作れるようになれば「薬が効いた」ちょうどいい状態です．でも，この薬が効きすぎると……代謝が亢進して，ATPが無駄に作られることになってしまいます．これでは甲状腺機能亢進症による「熱が出た（体温が高い）！」と一緒ですね．

だから「薬のせいでATPの作りすぎ（イコール，熱が出た）」になるというわけです．逆に「薬のせいで体温が低い！」こともありえますからね．

甲状腺ホルモンの補充の薬が効きすぎ

もっとATP作るんだね！

むだにATP産生して体温上がっちゃう！

〈神経伝達物質と体温〉

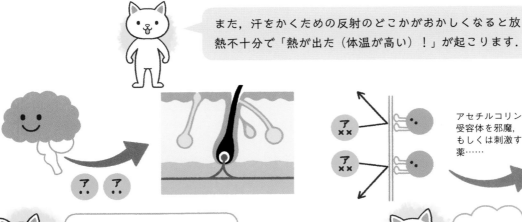

また，汗をかくための反射のどこかがおかしくなると放熱不十分で「熱が出た（体温が高い）！」が起こります．

体温中枢から汗腺への指令には「アセチルコリン」が使われますね．

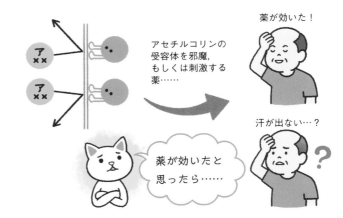

薬が効いた！

アセチルコリンの受容体を邪魔，もしくは刺激する薬……

薬が効いたと思ったら……

汗が出ない…？

反射弓では各種神経の働きが大事でした．そして神経細胞間の情報伝達には，神経伝達物質が必要です．神経伝達物質はボールのようなもの．ボールが受け止めるところ（受容体）にはまることで，隣の細胞へと情報が伝わっていきます．受容体が邪魔（もしくは刺激）されると，反射弓の働きがおかしくなる可能性があります．

たとえば，体温中枢から汗腺に命令を出すときに使われる神経伝達物質はアセチルコリン．交感神経系なのに

最後までアセチルコリンを使う，ちょっと特殊な使われ方です．このアセチルコリンの受容体を邪魔（もしくは刺激）する薬はいっぱいあります．しかも体温とは無関係に使われる薬がたくさん！「あれ？　薬が効いた（困った状態が治った）ら，汗が出なくなってる？」……

なんてことが十分起こりうるのです．

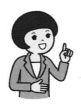

ATPの作りすぎも，放熱不十分も，「薬」が原因になっている可能性があること，頭の片隅にちゃんと入れておいてくださいね．

知識がつながる！　悪性症候群のおはなし

　薬のおはなしは下手に始めると戻ってこられないほどたくさんあるのですが，「アセチルコリン」と「熱が出た」ときたら，悪性症候群だけは紹介する必要があります．

　悪性症候群は，薬の効いてほしい働き（主作用）ではなく，一緒に出てしまった働き（副作用）によって起こるもの．39℃以上の高熱，筋肉硬直，意識障害を起こして生命の危険です．

　この理解には，まず自律神経系の復習．
　交感神経系と副交感神経系は，単純なオン・オフの関係ではなく，「優位か，そうでないか」の関係にありました．

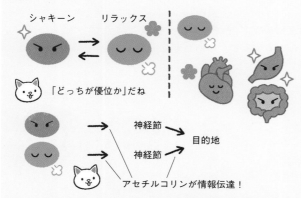

シャキーン　　リラックス

「どっちが優位か」だね

神経節
目的地
神経節

アセチルコリンが情報伝達！

　次に，アセチルコリンは副交感神経系で最初から最後まで使われる神経伝達物質．ここまでわかったうえで，副交感神経系が主に命令を出す消化管の動きを抑えたい（消化管けいれんや消化管潰瘍など）とき，アセチルコリン（やその受容体）を邪魔する薬を使います．すると消化管由来の痛みが止まります．これが主作用．
　でもほかのところ（効いてほしいところ以外）でもアセチルコリンは使われています．そこに薬が効いてしまうと，目では瞳孔拡張（「まぶしい！」），口では唾液分泌抑

制（「口の中が渇く……」），心臓では頻脈（副交感神経系が弱いので，交感神経系が強まる！），膀胱では排尿抑制（尿が出ない）などなど．

確かにアセチルコリンやその受容体をじゃますれば痛みは止まるけど……

・まぶしい！
・口が乾く！　 だ液が出ない　
・頻脈
・（尿があっても）排尿障害

　頻脈や嚥下困難（うまく飲み込めない）が出たら，交感神経系の暴走が始まっているサイン．すぐに気づいて薬を止めないと，体温がどんどん上昇します（交感神経系で代謝亢進）．そこから急性腎障害が起きて脱水になり，汗が止まって（体温上昇が止まらない！），全身をめぐる血液不足に！　血液が届かないせいで脳の中枢機能まで止まってしまうと，筋肉に命令を出せず（筋肉硬直），意識も保てません（意識障害）．これでは生命維持もできませんね．

副交感神経系がブロックされて交感神経系が暴走している!?

　さらに口渇から水を飲みすぎると，今度はミネラル異常（水中毒）を起こして，これまた生命の危機です．とくに精神分野で使う薬では，悪性症候群と水中毒には要注意ですからね！

口渇は水の飲みすぎから「水中毒（ミネラル異常で生命ピンチ！）」のもとだよ．

〈体温が低い！〉

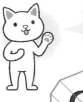

どんなときに体温が低くなるかは，体温維持のうち「産熱不足」や「保温不足」をイメージすればよさそうです．

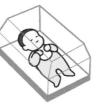

未熟児は皮下脂肪が少なく，保温不足……だから保育器でしたね！

皮下脂肪が少なければ保温不足．

常に体温が低いのが高齢者．逆に常に高いのは新生児．

保温不足の代表は未熟児の皮下脂肪不足ですが，成人（若年女性や高齢者など）でも，皮下脂肪不足は十分考えられますよ．とくに高齢者では産熱自体が不十分になりがちですから，常に体温が低くなる傾向がありますね．

（代謝低下による産熱の低下に）加齢による皮下脂肪減少も加味すると，常時低体温状態にあるのが高齢者です．その意味でちょうど正反対にあるのが新生児．代謝が高いため，常時高体温状態になっています．

〈産熱不足は「ショック」を引き起こす！〉

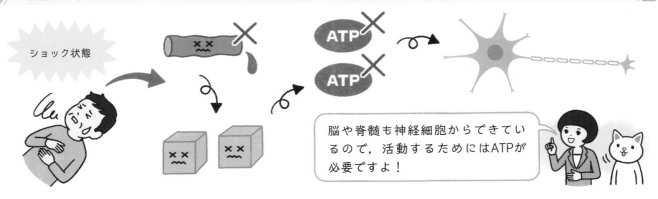

脳や脊髄も神経細胞からできているので，活動するためにはATPが必要ですよ！

産熱不足は……全身の器官系のどこかがおかしくなっている可能性がありますね．ATPを作るために必要なものが（少なくとも1つ）欠けて，十分なATPを作れなくなっています．とくに生命に直結する重篤な状態が「ショック」．血液が流れてこないために，細胞がATPを作れない状態です．これが全身のコントロールセンター中枢（神経系）で起こると，反射をはじめ各種命令が止まってしまいます．呼吸も心臓も止まって……生きていることができませんね．

脳や脊髄といった中枢も神経細胞からできていること，細胞が生きる（そして活動する）ためにはATPが必要だということ．これらをついつい忘れがちですから，常に意識しておいてくださいね．

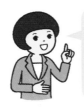ショックの原因はイメージしやすい出血性（出血のせいで体内血液不足！）だけではありません．あとで「血圧（下がる原因）」のところ（p.107）でおはなししますね．

〈産熱不足の原因はいろいろ！〉

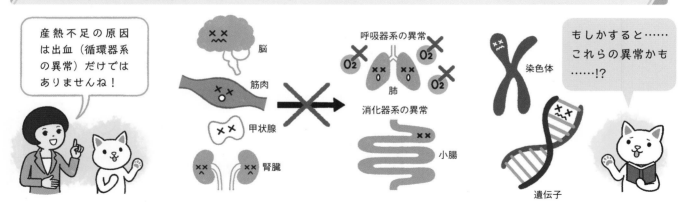

産熱不足の原因は出血（循環器系の異常）だけではありませんね！

脳
筋肉
甲状腺
腎臓

呼吸器系の異常
肺
消化器系の異常
小腸

染色体
遺伝子

もしかすると……これらの異常かも……!?

産熱不足の原因は循環器系の異常だけではありません．呼吸器系の異常（体内酸素不足），消化器系の異常（とくに糖質の消化・吸収不足），それらの異常の前提に，筋肉や骨格の異常があるかもしれません．

「骨？」と思った人は，呼吸における胸郭（肋骨・鎖骨・胸骨・脊椎）の意識が抜けていませんか？　「呼吸」（p.125）のところで，ちゃんと確認が必要です．

命令・コントロール担当の神経系や内分泌系の異常も（先ほどの「熱が出た（体温が高い）！」と同様）関係してきます．……もっとよく見たら，それらの異常の大元は染色体や遺伝子異常といった生殖器系由来のものかもしれませんね．

話が少々広がりましたので簡単にまとめると，「体温が低い！」という事態に遭遇したことがないと少々イメージしにくいのは事実．

保温不足では産熱してもすぐに熱が逃げて体温が低くなってしまいます．

皮下脂肪不足で未熟児をまず思い出して，次に成人でも起こりうることを忘れずに．

そもそも産熱自体が不足していることもあります．

「十分なATPを作れていない」ことをキーワードに，細胞がATPを作るときに必要なものを確認していってください．その中でも生死にかかわる「ショック」を外してはいけません（p.101参照）．

③ 体温変動に対して，どうする？

体温が変動する原因について，正常・異常ともに簡単に確認してきました．異常変動に対して「どうするか」も簡単に考えていきましょう．

異常変動であれば，原因を突き止めて改善するのが一番です．でもそれまで何もできないかというと……そうではありませんね．根本的解決にはなりませんが，「異常変動による不快感」を何とかすることはできます．これこそまさに「看護はヒト全体を看る」からこそできるアプローチです．

根本的に解決できれば一番いいんだけど……「不快感」に対してはできることがあるはずだよね！

ここでは熱が出たときの冷罨法と清拭・寝衣交換，体温が低いときの温罨法と手足浴を簡単におはなしします．

身近な言葉で言うなら，「氷枕と体拭いて，パジャマ着替えて……」と「湯たんぽ入れて，手足だけでもお湯につけて……」ですね．

〈体温が上がりすぎたとき〉

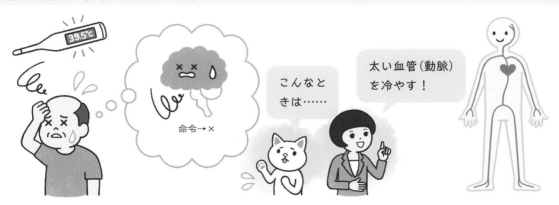

こんなときは……

太い血管（動脈）を冷やす！

命令→×

　熱が出たとき，あまりに体温が高くなってしまうと中枢がうまく命令を出せなくなってしまいます．各種酵素の至適温度から外れてしまった……と思ってくださいね．それでは困るので，太い血管部を中心に周りから冷やして（熱を逃がして）あげるのが冷罨法です．

　例として「氷枕」という言葉を使いましたが，氷だけを入れたのではゴツゴツして不快なだけではなく，うまく首の血管（動脈）部分に接して熱を逃がすことができません．氷よりも水を多く入れ，ちゃんと首に冷えた水部分が当たるように空気を抜いて．

　首の血管（を流れる血液）を冷やすと，頭部中枢の温度が少し下がり，「気持ちいい……」感じが出てきます．「寒い！」ではやりすぎです．氷枕に巻くタオルなどの量で，ちょうど「不快が快になる」ところを提供してくださいね．

　また，首だけでなく脇の下や股の間も同時に冷やすと効果的です．「熱中症のときに冷やすところ」ですよね．そこを通っている太い血管，ちゃんとイメージできていますか？　「脈拍（血管）」（p.66）で，もう一度確認しますからね．

　また，熱が出ているときに体が正常に反応していれば汗が出ているはずです．汗をそのままにしておくと……不快ですね．不快が快になるように入浴（シャワー浴を含め）できる状態ならよいのですが，入浴ができないならせめて清拭と寝衣交換で「汗による不快」を取り除きましょう．

　清拭によって，皮膚表面に残った汗や（汗の蒸発を防ぐ膜になっている）皮脂を取り除けますね．皮膚から熱が逃げるきっかけ（「温かい湿った布で拭く」＝皮膚上に新たに蒸発するための水分がつく）もできます．

　寝衣交換で湿って空気が通りにくくなった布がなくなり，皮膚表面が乾いた空気に接する状態に戻ります．汗が再度熱を逃がしやすい環境，整いますね．全身の皮膚状態も確認できて，皮膚の清潔も保てる……いいことずくめです．「さっぱりした，気持ちよかった……」の言葉が聞けたら，一安心です．

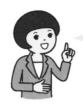

具体的な手技は基礎看護演習などで身につけてくださいね．

51

〈体温が下がりすぎたとき〉

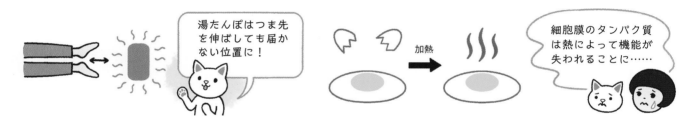

あとは体温が低いときの温罨法.「湯たんぽ」と書くと簡単に聞こえますが, ちょっと注意が必要なところです.

なぜかというと「火傷(低温やけど)」の可能性があるから. 火傷(やけど)の原因は「あちちっ!」と感じる温度(高熱)だけではありません. 湯たんぽやホットカーペットの温度(40〜50℃)でも, 十分に起こる可能性があります.

火傷は細胞が熱によって傷ついてしまうこと. 細胞膜には膜タンパク質があって, タンパク質は熱によって変性することは生化学で勉強しましたね. 卵の白身(タンパク質)が固まるのは60℃くらいから. そこまで完全に変性せずとも, 細胞膜タンパク質としての機能はもっと早くから損なわれてしまいます. 低温やけどの意味, 細胞膜をちゃんと思い出せれば理解できるはずです. 火傷の原因は温度だけでなく, 化学薬品(強い酸やアルカリ)が含まれることもタンパク質変性から考えれば納得です.

火傷と同様に細胞が傷ついてしまうものに褥瘡があります. 褥瘡については「血圧(低血圧の問題点)」(p.102)で確認します.

〈胴体への温罨法〉

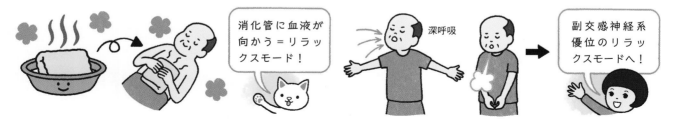

低すぎる体温に対処しつつ低温やけどを防ぐには, 体に熱源を近づけ過ぎないこと. ついつい「温かくて気持ちいいから……」とそばに置きたくなる気持ちはわかります. でもそこはぐっと我慢. 足先ならばつま先をのばしても足が触れない位置に, 空間をあけて置いてください. 少し待てば, 湯たんぽまわりの空間が伝導で温まり, その温まった空間で足先が温まります. これなら体周りが「細胞膜タンパク質が変性してしまう温度」にはなりませんね.

足先だけでなく, 胴体部に温罨法をすることもあります.「体幹部を温めないといけないほどの低体温!」といっともゼロではありません. 実際の機会として多いのは「消化管の運動亢進を促すとき(便秘の解消)」です. このときには, 清拭のように湯で温めた布を使います. すぐ冷めてしまいますが, 低温やけどの心配はせずにすみますね.

温めると消化管の運動が亢進する理由は, 副交感神経系優位になるから. 交感神経系優位のときは「闘争か逃走か」のバトルモードでした. このとき全身の血液は消化管以外に優先的に向かうようになっています.「戦うか逃げるか」に必要なところに酸素とグルコースを届けるためですね.

だから消化管に優先的に血液が向かうのは，副交感神経系優位のとき．リラックスモードのときに，落ち着いて消化・吸収してエネルギー源をためておこう……ということです．このとき消化管の周りに血液が集中し，体幹部(胴体部)がポカポカと温かく感じられます．そして

私たちの体は，ある程度自力でモード変更をすることができましたね．リラックスモードのときに出る深い呼吸(深呼吸)をしていれば，体をリラックスモードに誘導できます．これが「深呼吸をすると落ち着く(副交感神経系優位状態になる)」です．

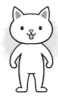

ということは，腹部（消化管のうち結腸走行部）を温めつつ，外から走行に沿ってマッサージを加えると，「あ，副交感神経系優位ですね！ 消化管，動きますよー！」という状態にもっていけるのです．だから便秘の解消には温罨法とマッサージ．結腸（大腸）の走行は，ちゃんと復習しておいてくださいね！

〈手先・足先への温罨法〉

<手浴>　　　<足浴>

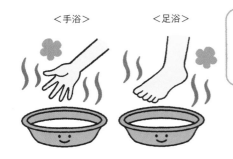

手先や足先を温めれば血行がよくなり，内側からもあたたかくなりますね．

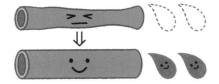

つまり……血管が広がり血液がたくさん流れやすくなります！

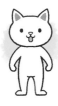

入浴できる状態ならば（シャワー浴でも）入浴したほうがいいのは先ほどと同じ．ただし，水気を早くふき取らないと水分の蒸発でもっと体温が下がってしまうので注意が必要です．

全身が無理でも，手足先だけなら手浴・足浴という手段があります．体温が低いとき，血液は生命維持に必要な体幹部に重点的に向かいます．どうしても手足先への血行は少なくなりがちです．温まった血液は(体幹部で産熱地帯のそばに多いため)手足先にはあまり来ない，酸素もグルコースも少ない……．これでは，「手先が寒い」「足先が冷える……」になってしまいますね．

そこで手先や足先をお湯の中に入れて「寒い」「冷える」を解消してあげましょう．この「寒い(冷える)」の解消は，湯から熱を受け取る伝導だけではありません．手先・足先が外側から温まると，「寒くないってことは，血液を

通しても血液が冷えないね！」と血管が広がって，血液がたくさん流れやすい状態の完成です．

これなら，お湯から出たあとも手足がすぐに冷えずにすみそうですね．もちろんすぐに冷えてしまうことのないよう，水気を素早く拭いたあとは手袋や靴下での保温も忘れずに．看護理論の「適切な衣服を選ぶ」でもありますね．

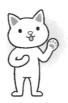

よいことばっかりに思えますが，「手足先の血管が広がる」という点でちょっと注意が必要．

ショックの1つに「分布異常性」というものがあります．血液の量が不足しているわけではないのに，不必要なほど血管が広がってしまい(特定のところばかりに血液が向かい)，本当に血液が必要な中枢に血液が届かなくなってしまっているものです．

この種類のショックが起こっているときに手浴・足浴をすると，状態が悪化してしまいます．もっとも，この種類のショックは重篤なので生命維持の緊急性が高く，「患者さんの不快を快に」というレベル以前の問題です．たいがい患者さんに意識がないため，「手先や足先が寒い」と口にすること自体ないと思います．

確かに「不快を快にする」ことは大事なのですが，それが「患者さんが困っていないのに勝手に行う独りよがりなもの」になっていないか，（分布異常性ショックなら輸液をはじめとする生命維持のような）もっと大事なこと

があるのではないか，「思いつく」こと自体は大事にしつつ，優先順位を早く・正確につける練習もしていってくださいね．

優先順位についての練習は，基礎看護をはじめ各種看護分野で勉強，演習してから「実習で実践！」になるはずです．

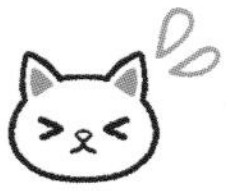

分布異常性ショックのときには状態悪化しちゃうかも……

▶〈ここまで終わったら「宿題コーナー：自分でまとめてみよう！」〉

- 1. 体温変動原因を①正常②異常に分けてまとめてみよう
- 2. 自分の体温を1週間（可能なら1か月）測ってみよう

➡p.60へ

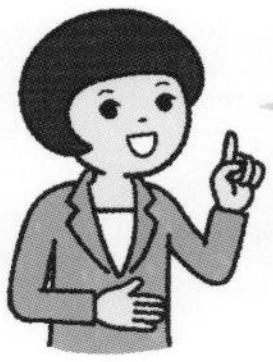

体温維持の大前提（産熱・保温，放熱）と体温の変動原因についておはなししてきました．体温がいかにいろいろなことを反映しているか，徐々にでもわかってきたはず．大事な情報ですから，正しく測定する必要がありますね．せっかくのサインを見逃すことのないよう，体温計の正しい使い方（測り方）を確認していきましょう．

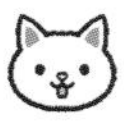

正しく測定しないと正しい情報がわからないよ！

いつ？　どこで？：測定時間・測定場所

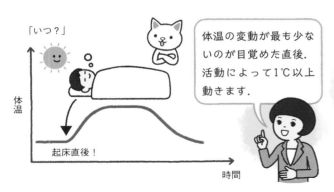

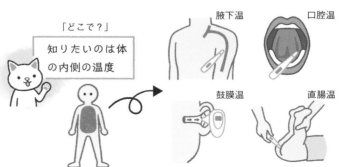

その体温は，いつ，どこで測ったものですか？　「え？なんでそんなこと聞くの？」と思った人は，「産熱と放熱」（体温の大前提）のところ（p.33）と「体温変動の原因」のところ（p.42）を見直してみてください．

「いつ？」については……体温には日内変動がありました．寝ている間と起きてすぐは基礎代謝，それ以外は活動代謝です．

活動代謝は活動内容（筋肉収縮量）によって変動します．だから「お昼の12時に測定」したのでは，午前の活動いかんによって体温として出てくる数字が変わってしまいます．日内変動影響が一番少ないのは「目が覚めた直後，起き上がる前」．これが2種類の女性ホルモンによる体温変動の有無確認に要求される「基礎体温」です．

毎朝このタイミングで体温を測れば，活動による日内変動を無視できて，変動原因を女性ホルモンの優位性変化に限定することができるのですね．

「どこで？」については，産熱と放熱の担当場所がどこにあったかを思い出してみましょう．産熱担当は体幹部に集中していましたね．私たちが知りたいのは，全身の細胞がATPをちゃんと作れているか．とくに合成・分解工場の肝臓がある深部（胴体中央部）の体温こそが「知りたい温度」です．だから，できるだけ体の表面よりも体の奥（内側）の温度がわかるといいですね．

周囲の気温や皮膚の放熱状態いかんによって，体の表面の温度（体表温）は左右されてしまいます．皮膚表面に近いところへ大脱出して，涼しさを手に入れた精巣を思い出してください．そのうえで可能なら毎日，簡単に，痛みなく測れる体温測定場所として使われるのが脇の下，口の中，耳の中，直腸内部です．

〈体温計での測定方法〉

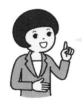

実習では主に脇の下（腋窩）で体温測定をするので，そこについておはなしを進めていきますが……．ほかの体温測定部位のメリットとデメリットも，一度確認しておいてくださいね．

腋窩以外のところも確認しておいてね！

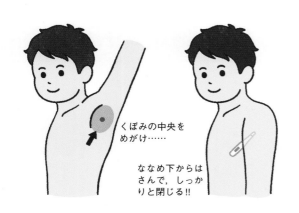

くぼみの中央を
めがけ……

ななめ下からは
さんで，しっか
りと閉じる!!

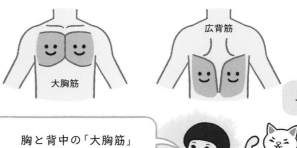

大胸筋

広背筋

ニャー

胸と背中の「大胸筋」
と「広背筋」の位置
を思い出そう!

測定道具の正しい使い方を脇の下（腋窩）でみていきましょう．「ただ脇の下に挟むだけ」では，体温計は体の深部温を正しく伝えてくれませんよ．

体温計の先端（温度測定端子）を脇の下のくぼみの中心部に斜め下から入れて，動かないように脇を締めて，ブザーが鳴るまで待っていてください．先端部を置く位置は「体の中央部に，一番近いところ」でいいですから，難しくないはず．でも，なぜ斜め下から入れるのか．脇を締めたときの胸周りの筋肉を確認してみましょう．

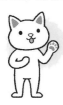

体温計のしくみや測定方法については，p.23〜29も参照してみてね!

そもそも，脇を締める理由は「先端が正しく深部体温を示すよう，周りの空気の影響を遮るため」です．先端位置が動かないようにする「固定」だけが目的ではありませんよ．

胸部は肋骨の上に内肋間筋と外肋間筋があって，体幹前面部には大胸筋があり，体幹背面部には広背筋がありますね．とくに大胸筋（やその上の乳房）を横切るように（斜め下や下以外から）体温計を当ててしまうと，固定はできても体温計の周りに隙間ができてしまいます．これでは，体温計が正しく深部温を教えてくれませんね．でも，真下から入れると……今度は「固定」が難しく，落ちてしまう可能性が高まります．だから「斜め下から（くぼみ中央部をめがけて）」入れるのです．

▶〈ここまで終わったら「宿題コーナー：自分でまとめてみよう!」〉

- 1.（前回同様）自分の体温を「正しく」1週間測ってみよう
- 2. 友達に患者さん役を頼んで，体温を測ってもらう練習をしてみよう
  （体温計の代わりにシャーペンなどを使っていいよ）
  ＊頼まれた人は，わざと変な角度で入れて直してもらおう!
  ＊（寒いから……という理由で）横着して，襟口から入れたら，そのまま測って大丈夫かな？　理由を説明できる？

→p.61へ

p.32〜39

自分で書き込もう！宿題コーナー

〈 体 温 〉

1. 体温維持を産熱（保温も含む）と放熱の両面からまとめてみよう

◎ 器官系レベル

（　　）から（　　　）や（　　　）経由で
産熱・放熱の命令をする

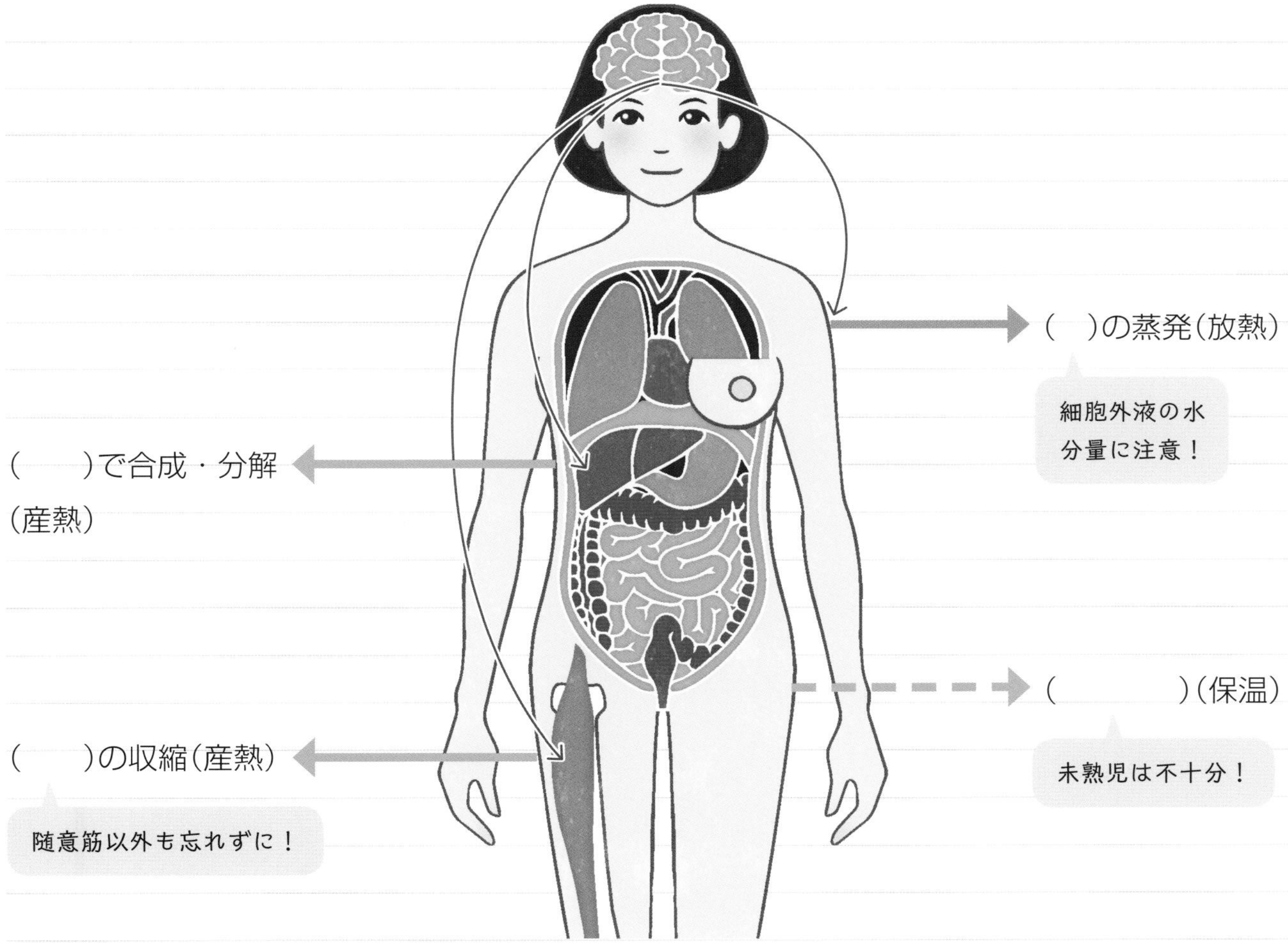

（　　）の蒸発（放熱）

細胞外液の水
分量に注意！

（　　）で合成・分解
（産熱）

（　　　　）（保温）

未熟児は不十分！

（　　）の収縮（産熱）

随意筋以外も忘れずに！

p.32～39

⦿ 細胞・組織レベル

ATPを作るために必要なのは

- （　　　　　）（消化器系）
- （　　　）（呼吸器系）

　➡両方を運んでくれるのは（　　　）（循環器系）

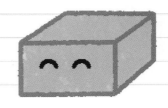

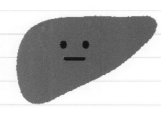

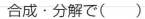

合成・分解で（　　）

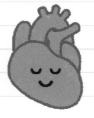

心筋も内臓筋も「筋肉」だから
収縮で（　　）

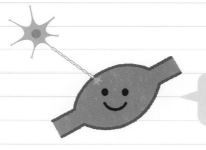

随意筋以外の「筋肉」
もイメージできてる？

邪魔しない衣服を！

汗の蒸発は（　　）

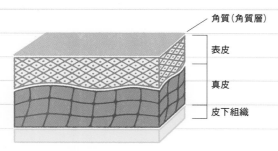

角質（角質層）
表皮
真皮
皮下組織

皮下組織の皮下脂肪が（　　）

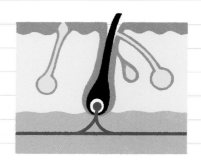

p.40〜44

2. 体温の変動

（1）正常体温変動

◎ 1日レベルでは

• （　　）代謝（安静・臥位）のときには
体温が（　）い

横になってじっとしていると…

• （　　）代謝（安静・臥位以外）のときには
体温が（　）い

活動すると…

◎ 1か月レベルでは

• 女性の体温は（　　）性

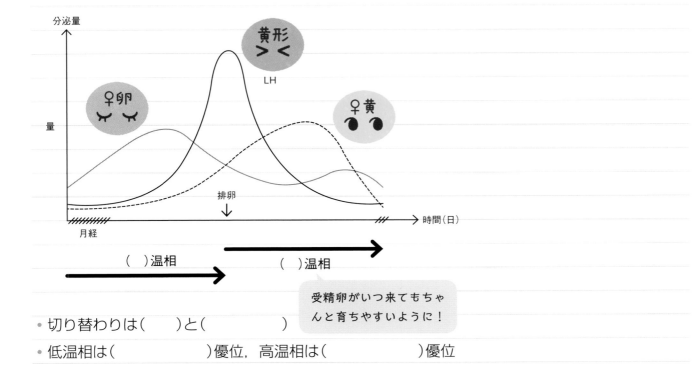

• 切り替わりは（　　）と（　　　　　）
• 低温相は（　　　　　）優位，高温相は（　　　　　　）優位

p.45〜54

（2）異常体温変動

☺ 体温が高い

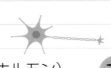

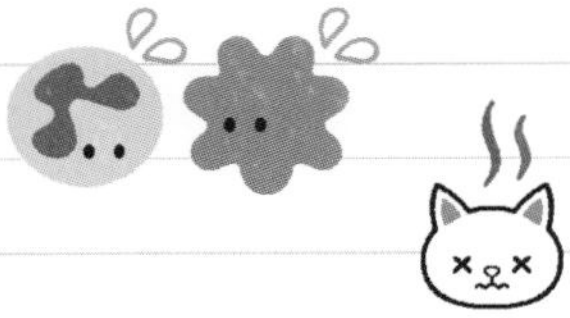

- （　　　　）（白血球たちを応援！）
- （　　　　　）（放熱できない！）
- （　　　　　　）（放熱不十分，産熱命令異常）
- （　　　　　　　　）（代謝担当はヨウ素を使った甲状腺ホルモン）
- （　　）（神経にも，ホルモンにも！）

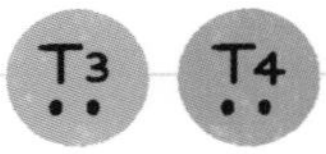

T₃　T₄
出すぎかも…

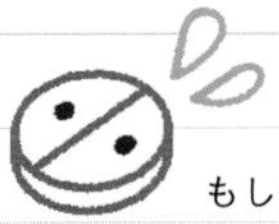

もしかして…

☺ 体温が低い

未熟児はまず注意！成人（女性・高齢者）もね！

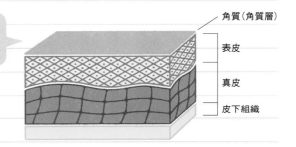

角質（角質層）
表皮
真皮
皮下組織

- 保温不十分（（　　　　　）不足）
- （　　　）が細胞まで届かない（足りない：（　　　））
- ATP材料の呼吸器系に問題あり（体内（　　　）不足）
- 循環器系に問題あり（低血圧）

（3）1週間の自己体温測定

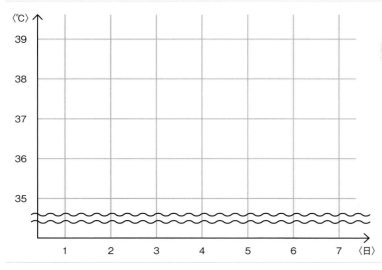

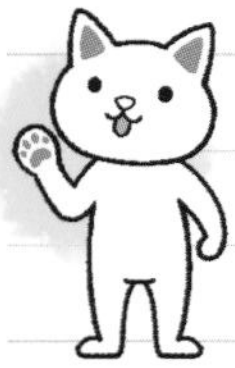

まずはやってみよう！

p.55〜56

3. 体温の測定時間・測定場所

（1）もう1回「正しく」自己体温測定

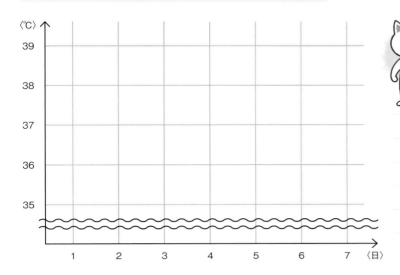

今度は「正しく」測ってね！

（2）体温測定練習で気をつけること

- 端子先端は（　　　）のくぼみの中心部
- （　　　）から入れる

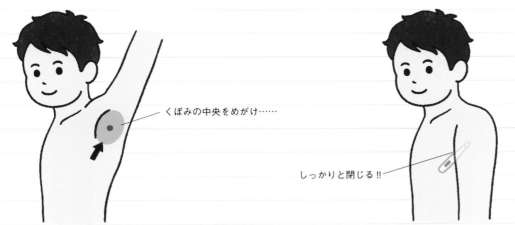

くぼみの中央をめがけ……

しっかりと閉じる‼

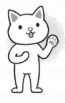

理由もちゃんと書いておこうね！

理由：_____

_____

_____

MEMO

2章-2

バイタルサインと
解剖生理

……

脈 拍

・脈拍ってなんだろう?

・細胞膜電位変化を理解しよう

・心電図の基本とABC, AEDを理解しよう

・脈拍の変動原因

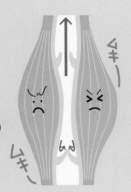

脈拍

脈拍は道具いらずで手軽に測定できます．それなのに，実は体内のすごく大事な心臓の働きを反映しています．油断すると「動いていて当然」と思われがちな心臓．心臓が働くには何が必要か，なぜ働いてくれないと困るのか，一緒にまとめていきましょう．

脈拍ってなんだろう？

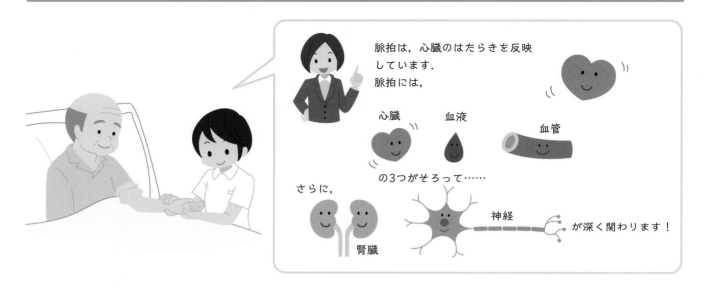

脈拍は，心臓のはたらきを反映しています．
脈拍には，

心臓　　血液　　血管

の3つがそろって……

さらに，

腎臓　　神経　　が深く関わります！

「脈拍」は，心臓が血液を押し出す力の波を，血管の外から感じ取ったものです．「1分間に何回」というように，「波の最も強いところの回数」を見ていることがわかりますね．

ここで「心臓が」「血液を」「血管の外」の文字が見えますね．

心臓の筋肉（心筋）が動いて，体液の一部である血液がちゃんとあって，平滑筋や内皮でできている血管があることが大前提です．大前提に関係してくるのは，循環器系と筋肉だけではありません．「体液」ということは体内水分量につながりますから，泌尿器系の働きを無視できません．

また「心筋が動く」という点で，体内ミネラル量との関係でも泌尿器系（とくに腎臓）を外すことはできませんね．そして「心臓が動く」には，神経系と内分泌系が深く関係しています．いくら心筋に自律性があるとはいえ，

コントロール担当の神経系や内分泌系と無関係ではないのです．

だから「脈拍を測る」ということは，「心臓」「血液」「血管」の3つを支えるところすべてを見ているということです．

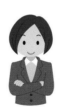
「なぜ心臓が動かなくてはいけないのか（心臓が働いてくれないと困る理由）」は，「体温」のところで確認しましたね．ATPを作るために必要な酸素とグルコースを細胞のところまで運ぶためです．ATPがないとヒトが生きていけないおはなしを忘れてしまった人は，ちゃんと読み直しておいてくださいね．

<blockquote>知識がつながる！</blockquote> 心拍と脈拍

「心拍数」と「脈拍数」……実はこれ，ちょっと違います．心拍は，心臓の拍動のこと．「心臓が何回収縮しているか」が，心拍数ですね．脈拍は，心臓から送り出された血液が血管を押す動き（波）のこと．「血管が何回ポコポコ膨らむか」が，脈拍数です．

まだ「同じなんじゃないの？」と言われてしまいそうですが……．心拍数は，ゼロになってはいけません．ゼロになったら「心静止（心停止）」．心臓が止まってしまった状態です．でも，とる場所によっては「脈がない?!」になるのが脈拍です．血管の影響を受けるので，血管の太さと血圧によって脈拍として感じる限界があります．

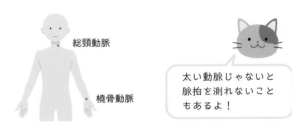

総頸動脈

橈骨動脈

太い動脈じゃないと脈拍を測れないこともあるよ！

これは心臓から押し出された血液の血管を押す力（血圧）が低くなっていると，細い血管では通る血液量が減るからです．だから緊急時（救急救命が必要かどうか）には，胸に耳を当てて心拍音を聞いてください．それでも心拍が聞き取れなかったら，救急蘇生法（ABC）の出番です．救急蘇生法については，この脈拍編と最後の呼吸編で紹介していきますからね．

脈拍がとれないことはあっても，「心拍数ゼロ」はダメだよね！それは「心停止！」

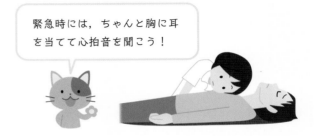

緊急時には，ちゃんと胸に耳を当てて心拍音を聞こう！

たとえば「脈をとる」ときよく使われる手首の橈骨動脈で脈がとれなくても，もっと太い首の総頸動脈なら脈をとれることがあります．

① 脈拍に反映されるもの：血管

脈拍に反映されるものの確認スタート．ここでは血管のおはなしから始めましょう．

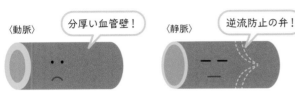

〈動脈〉　分厚い血管壁！

〈静脈〉　逆流防止の弁！

この間をつなぐのが毛細血管です！

血管はただの「管」ではありません．中を通る血液の押す力によって内側の太さ（内径）の変わる，軟らかいゴム管をイメージしてください．とくに心臓から押し出された直後の勢いの強い血液を受け止めるために，動脈は血管壁全体が分厚くなっています．厚みの原因は，平滑筋（筋肉）ですね．

血管は動脈，静脈，毛細血管に分けることができます．脈をとるときに使うのは，動脈のうち，太くて体の表面近くを走っているもの．静脈や毛細血管では，血液の勢いが弱く血管が膨らむ「波」を感じ取ることができません．また，体の表面近くにないと，いくら血管が脈打ってもそれを感じ取れないからですね．

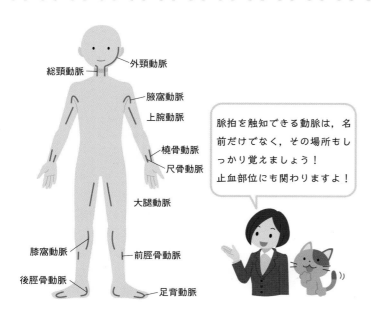

脈をとれる血管（動脈）は，外頸動脈（浅側頭動脈），総頸動脈，腋窩動脈，上腕動脈，橈骨動脈，尺骨動脈，大腿動脈，膝窩動脈，前脛骨動脈，後脛骨動脈，足背動脈など．「名前を丸暗記」ではダメですよ．出血したときの止血点にもなる大事な場所です．ちゃんと場所もイメージできるようにしておきましょう．

脈拍を触知できる動脈は，名前だけでなく，その場所もしっかり覚えましょう！止血部位にも関わりますよ！

知識がつながる！ 止血点の使い方とスタンダードプリコーション

止血点というのは「出血があったときにここを圧迫すると止まりやすい」という点（場所）のこと．出血したところよりも上流（心臓に近い）の動脈を圧迫することで，出血部分に向かう血液を減らすのですね．

大量の血が出ると慌ててしまいがちですが，まずは傷口の位置を確認．位置がわかったら，「脈をとれるところ（血管）」を，指や手のひらで圧迫してください．出血はすぐには止まらないので，清潔なガーゼをまとめたものを包帯で強めに押さえてもオーケーです．

包帯がないからといって，荷造りに使うビニールひもや針金で縛ってはダメですよ．過度に圧迫された部分の細胞に血液が届かず，出血部分以外のいらぬところが傷ついてしまいますからね！

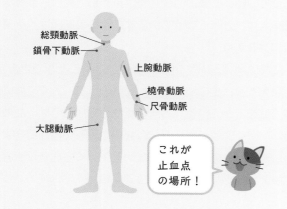

これが止血点の場所！

そしてもう1つ覚えておいてほしいこと．それは「他人の血液に直接触れてはいけない」ということ．

医療職を目指す以上，早く頭に入れておいてほしいことが「スタンダードプリコーション」．「標準予防策」というとおり，「誰が相手であっても（たとえ健康そうに見えても），すべての医療およびケア提供時に（普遍的に）当てはまる予防方法」です．文字を見ると物々しいですが，内容は難しくありません．

「皮膚と汗以外には（素手で）触れないようにしましょう．他のところには病原微生物がいますから，手袋やマスクが必要ですよ」ということです．血液は「いる」ところですね．だから「手袋をせずに出血部位の止血点を圧迫する」ことは，感染危険性のある行為になってしまいます．もちろん手袋やマスク，ゴーグルでしっかりと予防していても，外すときに不用意に触ってしまっては意味がありません．着脱の順番・技術については，基礎看護などの演習で身につけてくださいね．

健康な皮膚と汗以外には病原微生物が「いるぞ」と思って！

〈頸部・上肢の動脈〉

上腕動脈

橈骨動脈

尺骨動脈

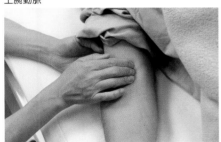

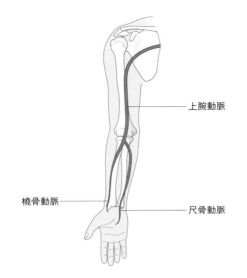

上腕動脈

橈骨動脈

尺骨動脈

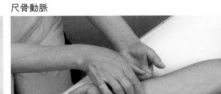

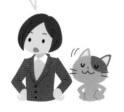

解剖学的な位置をしっかりと覚えておくことが大事ですね！

「脈をとる」ときに日常的に使われるのは手首の親指側，橈骨の上にある橈骨動脈ですね．手首の小指側（尺骨）の上にあるのが尺骨動脈．橈骨動脈と比べると難易度が上がりますが，自分の腕で探してみてください．運動後がチャンスですよ．あと，上腕の内側（これも上腕骨のそば）にあるのが上腕動脈．親指が上腕動脈の位置に来るように腕をつかんで，軽く骨に向かって押し当てると脈を感じるはずです．同様に腕をつかみつつ，腋の下に（体温計を入れるように）親指を入れると腋窩動脈でも脈をとれます．

そのほかに脈をとりやすいのが，首（耳の下からそのまま下がったあごの下付近）の総頸動脈．いわゆる「頸動脈」で，「首が締まると死んでしまう」ところです．

〈頭部・下肢の動脈〉

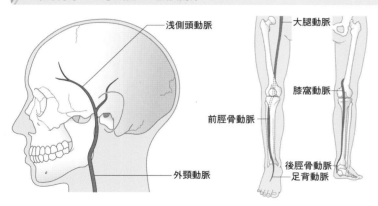

浅側頭動脈
大腿動脈
膝窩動脈
前脛骨動脈
後脛骨動脈
足背動脈
外頸動脈

自分で実際に自身に触れて脈拍を測定してみましょう．
せっかく血管のおはなしをしましたのでついでに全身の主な血管をまとめておきましょう！

総頸動脈から分かれた外頸動脈（から分かれた浅側頭動脈）でも脈をとれますよ．こめかみ（目尻と耳の中間地点）を走っていますが，ちょっと頭の骨に押しつけないと脈を感じにくいかもしれません．

下半身で脈をとれるところは，まず大腿動脈．太ももの内側にあってかなり太いのですが，ちょっと深いところにあります．骨盤を出た後すぐ（鼠径部ギリギリ）なら触れることができるはず．あとは膝の裏の膝窩動脈，膝

のお皿（膝蓋骨）のすぐ下の前脛骨動脈，内くるぶし（内果）の下の後脛骨動脈と，足の背（足の甲）の足背動脈も脈をとることができますよ．入浴後に，自分の足で試してみてください．

＊

以上，脈をとれる血管を簡単にまとめてみました．
せっかくですので「大事なところに血液を運ぶ血管」のおはなしもしてしまいましょう．大事ゆえに国家試験に

知識がつながる！ 「首が締まる」がヒトの死につながるわけ

ドラマや映画などである首を絞めるシーン．なぜ，首を絞めるとヒトは死んでしまうのでしょうか．

まずは「総頸動脈が圧迫されて脳に十分な量の血液が向かわなくなる」から．脳は生命維持をしてくれる各種反射の宝庫．ここが働かなくなったら，ヒトは生きていけません．

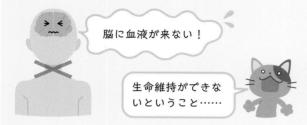

脳に血液が来ない！

生命維持ができないということ……

次に「気管が圧迫されて狭くなり呼吸ができなくなる」も原因．酸素がないと，グルコースがあっても生命維持に必要なATPを作れないことは基礎生物などで勉強しましたね．あと，呼吸ができないということは二酸化炭素

を吐き出せないということでもあります．二酸化炭素が多くなると，呼吸性アシドーシスを起こして細胞が正常に働かなくなってしまいます．アシドーシス・アルカローシスのおはなしは，もう少し先の「細胞膜電位変化を理解しよう」(p.74)のところで確認しましょう．

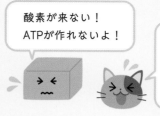

酸素が来ない！
ATPが作れないよ！

二酸化炭素を吐き出せない！
呼吸性アシドーシスになってしまう……

呼吸器系と循環器系の両方の視点から，「首を絞めるとヒトは死んでしまう」理由を簡単にみてみました．もちろん，あまりに強い力がかかったために頸椎や頸髄の損傷（神経の命令が呼吸に必要な筋肉まで届かなくなる）もありえますが……それは全体重がかかるといったよほどの力のおはなしなので，あくまで「例外」ですよ．

出やすい血管のまとめにもなりますね.

　主に動脈と静脈はほぼ同じところを走っています. そして動脈は酸素の多い血液を細胞に運ぶ役割があるので, 動脈の名前を聞かれることがどうしても多くなりま

す. ですから, 先に動脈を確認. その後で個別に出てくる静脈についておはなしします. 血管どうしが合流する「吻合」についてはその都度追加していきますね.

② よく出てくる血管名のまとめ

〈胸部・腹部の動脈〉

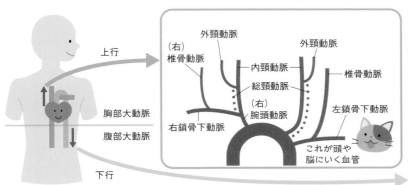

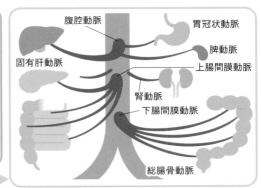

　まず, 心臓(左心室)から押し出された血液は大動脈に入ります. 心臓から出た直後は上に向かう上行大動脈. Uターンするところが大動脈弓で, そこから先は下に向かう下行大動脈です.

　大動脈弓前後で腕や頭に向かう動脈が分かれて出ていきます. 右には腕と頭に向かう血液の通る腕頭動脈があるけれど, 左は最初から別の血管として出るので「左の腕頭動脈」はないというおはなし, 解剖生理学で耳にしたはずですよ.

　下行大動脈は骨盤の中で左右の総腸骨動脈に分かれます. そこまでずっと「下行大動脈」では守備範囲が広すぎ

ますので, 横隔膜より上は胸部大動脈(胸大動脈), 横隔膜より下は腹部大動脈(腹大動脈)とよびますね.

　胸部大動脈から, 肺担当の気管支動脈が出ています. これ「肺循環の肺動脈」とは違いますから注意してくださいね.

　腹部大動脈からはたくさんの血管が枝分かれしていきます. 腎臓に直接向かう(直行便)の腎動脈. 胃や肝臓に血液を届ける腹腔動脈. 十二指腸から結腸前半(上行結腸, 横行結腸の途中まで)に血液を届ける上腸間膜動脈. 精巣や卵巣担当の精巣動脈, 卵巣動脈. そして結腸の残りと直腸に血液を届ける下腸間膜動脈です.

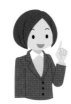

……これで, 一通り胴体部分には血液が届いたはず. 続いて心臓と脳の太い血管を見てみましょう.

〈心臓・脳の動脈〉

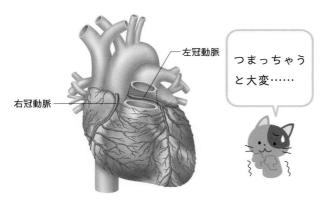

右冠動脈 / 左冠動脈

つまっちゃうと大変……

ウィリス動脈輪（青部分） / 後大脳動脈 / 中大脳動脈 / 前大脳動脈

脳底動脈 / 外頸動脈 / 内頸動脈 / 椎骨動脈 / 総頸動脈

外頸動脈 / 内頸動脈 / 椎骨動脈 / 総頸動脈

こちらもつまっちゃうと大変……

心臓は止まってはいけないところ.

心臓に血液を届けるために上行大動脈から太い血管が分かれているのですが, 心臓について左右の冠動脈に分かれてしまったら, そこから先は一人旅. 1本の血管が変になってしまったら, その先の細胞には血液が届かないのです.

本来なら「血液が届かない！」なんてことのないように, 血管が合流する「吻合」が各所にあるのですが. 心臓に限って, 吻合がありません. 心臓の血管に何かがあると心虚血, 心筋梗塞といった重大な状態に陥ってしまうのはこのためです.

同じくらい大事なところ, 中枢（脳）はどうでしょうか.

外頸動脈はこめかみで脈をとるおはなしからもわかるように, 頭部表面（頭蓋骨より外側）に血液を届ける血管. 首の骨（椎骨）の中を通る椎骨動脈と, （腕頭動脈から分かれた, もしくはそのままの）総頸動脈から分かれた内頸動脈が脳担当の動脈です.

大脳の下（脳底）にあるのは, 吻合とよぶにはあまりに大きなウィリス動脈輪（ウィリス環）. 椎骨動脈が合流してできた脳底動脈（の分かれた左右後脳底動脈）と, 内頸

動脈が合流してできた大きな「輪」です. この輪から左右の前・中・後大脳動脈が（主に大脳の各所に）血液を届けます.

でも, やっぱりウィリス動脈輪より先には吻合がありませんから, これまた脳血管疾患（脳出血, 脳梗塞）が問題ですね. 細い血管でもいいから新しく作って可能な限り脳に血液を届けようとすると, ウィリス動脈輪（とくに内頸動脈合流付近）に白いもやもやが見えるようになります. これがもやもや病ですね.

*

人工的に吻合を作ることもありますよ. 人工透析に使う「シャント」ですね. 人工透析は腎臓の働きが悪くなってしまったときに, 機械に腎臓の代わりをしてもらうもの. 腎臓の働きのうち「血液から不要なもの（体から捨てたいもの）をこしとる」の代役を透析器にお願いします.

先ほど, 腹部大動脈から直行便で出ている腎動脈の名前が出てきました. 大量の血液を勢いよく流し込み, 血液中の不要物を効率よくこしとるのが腎臓. 勢いよく大量の血液を流すためには太い血管が必要です. 2～3日に一度の人工透析のたびに, （体の奥にある）太い血管に針を刺していたのでは大変ですね. だから針を刺しやすいところ（多くは前腕）にたくさんの血液を流せる太い血管を作ったものがシャントです.

知識がつながる！ 糖尿病と腎症

シャントは人工的に作った吻合なので，維持には各種の注意が必要です．「シャントを作った腕を下にして寝ない」，「シャントを作った腕に荷物をかけて持たない」などなど．

しっかり管理しておかないと，流れる血液の音を聴診器で聞いたときに「サーサー」や「ザーザー」が「ピューピュー」に変わってしまいます．音の変化は「血液が通りにくくなっているよ！」のサイン．そのままでは，逆の腕にまた痛い思いをしてシャントを作らなくてはいけません．

このように維持が大変なシャントを作る必要があるのが人工透析．糖尿病による腎症（糖尿病腎症）によって，人工透析を始めざるを得ない人がたくさんいます．

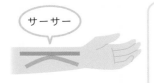
サーサー

シャントを作らなくてすむように，糖尿病に注意！

糖尿病は，空腹時も高血糖で尿に糖が出るもの．細胞にグルコース（血糖）を取りこませる命令を出せる唯一のホルモン「インスリン」が大きく関係しています．

1型（IDDM）はインスリンが絶対的に不足で，若年・小児に多い糖尿病．2型（NIDDM）はインスリンの命令に細胞が反応しにくくなったもので，中年以降に多く，全体の9割を占める糖尿病です．

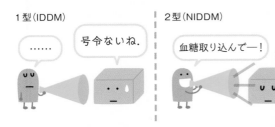

1型（IDDM）
……
号令ないね．

2型（NIDDM）
血糖取り込んでー！
ZZZ

糖尿病の怖さは「尿に糖が出てもったいない！」ことではありません．「細胞がグルコース不足」になることが問題なのです．お腹が空いた細胞が脂質からATPを作ろうとすると，ケトン体が増えてケトアシドーシス．

白血球もエネルギー不足でうまく動けず（異物排除や処理がうまくできない），感染状態になりやすい「易感染性」になってしまいます．怪我をしても細胞はお腹が空いていて，細胞分裂も思うようにできません．これは「創傷治癒遅延」ですね．

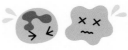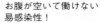
細胞のグルコース不足が問題！

お腹が空いて働けない
易感染性！

細胞分裂のエネルギーがない（＝創傷治癒遅延）

これらも十分怖いのですが……糖尿病にはもっと怖い3大合併症があります．網膜症，腎症，末梢神経障害です．

末梢神経障害というのは，グルコースを代謝したときに糖の一種ソルビトールが作られやすくなってしまい，それを薄めようと細胞外から入り込んできた水によって細胞が圧迫されたもの．痛みやしびれ，感覚鈍麻などが出てきます．

網膜症と腎症については，次の血圧編のところでおはなししますからね．

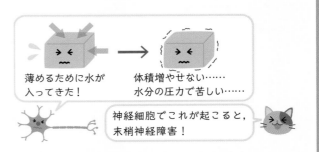

薄めるために水が入ってきた！

体積増やせない……水分の圧力で苦しい……

神経細胞でこれが起こると，末梢神経障害！

IDDM：insulin dependent diabetes mellitus，1型糖尿病
NIDDM：non insulin dependent diabetes mellitus，2型糖尿病

あとは静脈についても簡単に．静脈の名前が出てくるのは下肢静脈瘤，静脈採血，門脈系・側副系の分野です．

〈主な静脈〉

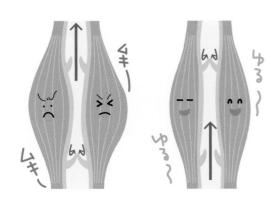

静脈を通る血液は勢いが弱く，逆流防止のために弁が必要でした．その弁が壊れてしまうと，血液が体の下（下肢）にたまって，心臓まで戻れなくなってしまいます．下肢の血管（主に小伏在静脈）に血液がたまって膨れてしまったものが下肢静脈瘤です．

筋肉による「ミルキング」がなくなると，弁が壊れてしまいます……

静脈を通る血液は勢いが弱いせいで，通り抜けにくいところがあるとわき道を使って心臓へと戻ろうとします．そのときに通るのが側副系．とくに肝臓が悪くなったとき（肝臓を通り抜けにくくなる），本来は小腸から肝臓に流れ込む門脈からわき道にそれていく直腸静脈，腹壁静脈，食道静脈，胃静脈が有名です．

ただしあくまで「わき道」なので，あまりに多くの血液が流れるようになるとこぶ（瘤）ができ，それが破裂してしまう危険が！　食道静脈瘤破裂や胃静脈瘤破裂，直腸静脈瘤（痔）になる前に，腹壁静脈の青黒い走行が腹部に浮き出る「メドゥーサの頭」が見えたらすぐに気づかないとだめですよ！　側副系に流れ込みが増える原因の「肝臓の調子が悪い（そのせいで血液が通りにくくなる）」は，外側からはわかりにくいですからね．

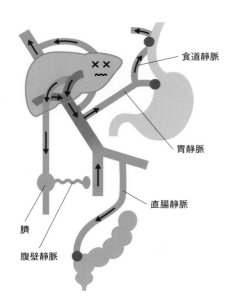

食道静脈

胃静脈

直腸静脈

臍

腹壁静脈

小腸から肝臓に流れ込む門脈から，直腸静脈，腹壁静脈，食道静脈，胃静脈などにそれていきます．

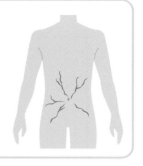

わき道に多くの血液が流れてできる瘤が破裂する前に，腹壁静脈の青黒い走行が腹部に浮き出る「メドゥーサの頭」が見えたらすぐに気づくことが大切ですよ！

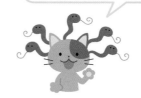

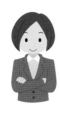

以上，とりあえず動脈と静脈の有名どころを簡単にまとめてみました．
「毛細血管は軽視していい」なんてことはありませんよ．毛細血管の重要性は血圧
編の「血圧（毛細血管からの出血）」（p.103）のところでおはなししますね．

〈脈拍に関係する出血と閉塞〉

血管が破れていない，
閉塞していないことも
必要ですね！

出血も閉塞もどっち
も脈拍に関係してい
ますね！

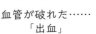

血管が破れた……
「出血」

血管がつまった……
「閉塞」

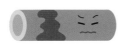

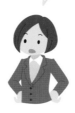

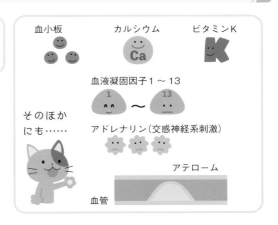

血小板　　カルシウム　　ビタミンK

血液凝固因子 1 〜 13

そのほか
にも……

アドレナリン（交感神経系刺激）

アテローム

血管

　これら血管があって，「破れていないこと」，「詰まっ
ていない（狭くなっていない）こと」も必要ですね．血管
が破れたら，そこから血液が流れ出ていってしまいます．
「そこから先，血液が届かない！」なんてことになったら
一大事です．同様に血管が詰まっても（狭くなっても），
その先に届く血液量が減ってしまいます．だから出血と
閉塞も脈拍に関係してくるのです．

　先ほど下肢で脈をとれる部位について確認しました．
そのうち末端の足背動脈（や後脛骨動脈）では，左右同時
に脈をとっていると脈拍に左右差（「左は脈が触れるの

に，右では触れない！」など）が出ることがあります．こ
れ，途中で動脈が狭窄・閉塞している可能性があります
ね．

＊

　止血系（血小板や血液凝固因子，カルシウムやビタミ
ンK）に問題はないか．血管（とくに内径）を細く（狭く）
するような要因……血管全体を細くする交感神経系刺激
はないか，内皮にたまるアテロームはないか．これらも
脈拍にとって大事なところですからね．

〈ここまで終わったら「宿題コーナー：自分でまとめてみよう！」〉

・1.　脈拍を測るためには何が必要かをまとめてみよう（前提になってくるものも忘れずに！）
・2.　脈拍を測れるところを動脈名も一緒にイラストでまとめて，自分で全身の脈拍を測ってみよう

➡p.89へ

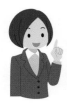

血液が通る血管のおはなし, 一段落.
「心臓が動く」と「血液がある」を一気にまとめてしまいましょう.
血液に含まれる酸素とグルコースが心筋収縮に必要なことはわかりますね. 細胞が活動するためには各種ミネラルも欠かせません.
血液中のミネラル濃度が細胞外液のミネラル濃度に反映される（血漿と組織液の成分はほぼ同じ）ことを確認して, 細胞膜電位のおはなしをはじめましょう.

血管

血漿と組織液の成分はほぼ同じ. 血管内・外の違いだね!

細胞膜電位変化を理解しよう

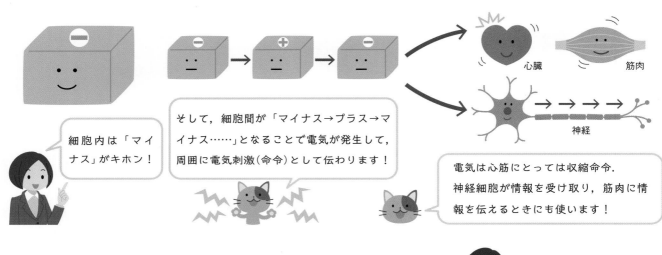

心臓　　筋肉

神経

細胞内は「マイナス」がキホン!

そして, 細胞間が「マイナス→プラス→マイナス……」となることで電気が発生して, 周囲に電気刺激（命令）として伝わります!

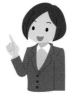

電気は心筋にとっては収縮命令. 神経細胞が情報を受け取り, 筋肉に情報を伝えるときにも使います!

細胞膜電位のおはなし自体は生理学で勉強したはず. でも「何が何だかさっぱり……」という人もいそうですから, 簡単にまとめていきますね.

　スタートになるのは「細胞の中は外と比べてマイナスに傾いていること」. そしてマイナスからプラスになり（さらにプラスからマイナスに戻ることで）電気が生まれ, 周囲へと伝わっていきます.

　「電気」というのは, 心筋にとって収縮命令. そして神経細胞が情報を受け取り（感覚神経）, 筋肉に情報を伝える（運動神経）ときにも使われます. つまり, 心臓が動くにも, 神経が情報を伝達するにも「電気を作れること」が大事なのです.

ここでのおはなしは「心臓限定」ではないこと, 忘れないでくださいね.

① 細胞膜電位変化

重要性がわかったところで，スタート地点の確認から行きましょう．

本来，細胞の内と外のプラスマイナスはつりあって（±0）います．でも，細胞膜にはチャネルという膜タンパク質があります．チャネルというのは，決まったイオン（ミネラル）だけが（濃いほうから薄いほうへと）滑ることのできる滑り台．

カリウムチャネル（カリウムイオン専用の滑り台）はいつも開いているので，細胞の中から外へとカリウムイオンが滑り出していきます．カリウムイオン（K^+）はプラスの電気を帯びています．プラスが細胞の中から外に出ていってしまうので，「細胞の中はマイナスに傾く」ということになるのです．

ここで注意．

ミネラル（イオン）が細胞内外どちらに多いかは最重要事項です．忘れていた人は，今すぐに覚えなくちゃいけ

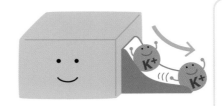

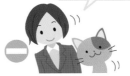

いつでも細胞外にカリウムイオン（K^+）がプラスの電気をつれ出してしまうので，細胞の中はちょっとだけマイナスの電気に傾きます．

ないところですね．

「ナトリウムイオンとカルシウムイオンは外に多い，カリウムイオンは中に多い」です．だから「（濃い）細胞内部から（薄い）細胞外に向かってカリウムイオンが出ていく」のですね．

知識がつながる！ 膜タンパク質のおはなし

細胞膜は複合脂質の二重層に膜タンパク質が埋まってできています．チャネルも，膜タンパク質の1つです．

そしてポンプも膜タンパク質．ポンプはATPを使って特定のイオンを細胞内に取り入れ，代わりに別の特定のイオンを細胞の外にかき出すもの．

カリウムイオンは細胞内に多かったですね．ナトリウム-カリウムポンプ（Na-Kポンプ）は，カリウムイオンを細胞内にかき込み，ナトリウムイオンを細胞外にかき出す働きがあります．

これは細胞内外のそれぞれのイオンの濃さと逆の働き．何もなければナトリウムイオンはぎゅうぎゅう（血液）からすかすか（細胞内）へ，カリウムイオンはぎゅうぎゅう（細胞内）からすかすか（血液）へと移動しそうです．

この動きをすると，受動輸送になりますが，ポンプの働きは逆ですね．ATPを使ってイオンの濃さ（ミネラル濃度：ぎゅうぎゅう，すかすか）に逆らった動きをさせるのが能動輸送です．細胞の中にカリウムイオンが多い理由は，ナトリウム-カリウムポンプがカリウムイオンを能動輸送してくれるおかげですね．

プラスが入ってプラスが出ていくから，プラスマイナスゼロ！

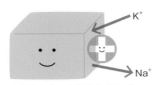

ナトリウム−カリウムポンプ

ポンプが働くにはATPを作らなきゃ！

ATPを使う→能動輸送（濃度に逆らう）

ATPを使わない→受動輸送（濃度のとおり）

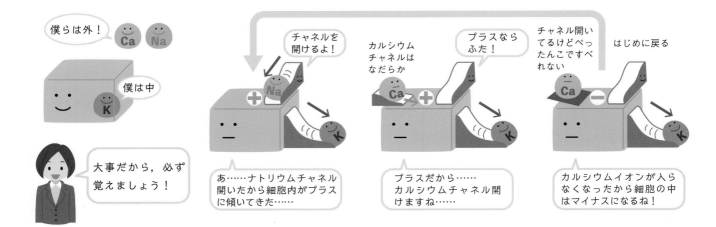

僕らは外！　Ca　Na

僕は中　K

大事だから，必ず覚えましょう！

チャネルを開けるよ！

あ……ナトリウムチャネル開いたから細胞内がプラスに傾いてきた……

カルシウムチャネルはなだらか

プラスならふた！

プラスだから……カルシウムチャネル開けますね……

チャネル開いてるけどぺったんこですべれない

はじめに戻る

カルシウムイオンが入らなくなったから細胞の中はマイナスになるね！

　ここに電気刺激（命令）が来るとナトリウムチャネルが開きます．ナトリウムイオン（Na⁺）は細胞外に多いプラスのイオンですから，プラスが細胞の中に入り込んできます．だから細胞内がマイナスからプラスに傾きます．細胞の中がプラスになると，ナトリウムチャネルが閉まり，カルシウムチャネルが開きます．

　カルシウムイオン（Ca²⁺）も細胞外に多い，しかもプラスが2つあるイオンですが，ナトリウムイオンほど細胞内外の濃度差がありません．滑り台の傾きが格段になだらかになります．だからカルシウムイオンの細胞内への流れ込みはゆっくり．細胞の中は「プラスのまま（プラス度合いに変化がない）」です．

　やがてカルシウムイオンの細胞内外の濃度差がなくなり，チャネルは開いていてもカルシウムイオンが流れ込まない状態になります．あとは開きっぱなしのカリウムチャネルから，カリウムイオンが出ていくだけ．

　プラスが入り込まず，プラスが出ていくので，そのうち，細胞内はプラスからマイナスの状態に戻ります．これが「マイナスがプラスになり（プラスがマイナスに戻ることで）電気が生まれる」仕組みです．

＊

　細胞は1人ぼっちではなく，まわりにほかの細胞がいます．まわりの細胞に電気刺激が伝わり，伝わってきた電気刺激でナトリウムチャネルが開いて……次々と電気刺激が広がっていきます．これが「心臓（心筋）全体が収縮する」の基本です．

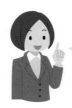

このまま刺激伝導系のおはなしに入りたくなりますが，少々お待ちを．細胞内外のミネラルについてもう少し追加しておきますよ．

② 細胞内外のミネラル（電解質），アシドーシスとアルカローシスのおはなし

ナトリウムイオン（Na^+），カルシウムイオン（Ca^{2+}），カリウムイオン（K^+）が細胞内外のどちらに多いかは先ほど確認しましたね．ほかにもよく出てくるイオンに塩化物イオン（Cl^-），水素イオン（H^+），重炭酸イオン（HCO_3^-）があります．

塩化物イオンは体液（細胞外液）中に一番多いマイナスイオン．細胞外液の代表血液を見ると，ナトリウムイオンと塩化物イオンがとくに多いのがわかるはずです．

ナトリウムイオンと塩化物イオンが手をつないだものが食塩（$NaCl$）．「海が生命の源だ」と言われる理由の1つには，海水と体液の組成が似ていることがあげられます．でも，海水そのままは等張液ではありませんよ．「海水のほうが濃すぎる」ため，細胞が脱水されてしまいます．「海上遭難中にのどが渇いても，海水を飲んではいけない理由（もっとのどが渇くことになる）」ですね．

塩化物イオンは水素イオンと手をつなぐと塩酸（HCl）．これは胃酸の成分ですね．胃の中を強酸性に保つことは，身体の化学的防御にも，ペプシンの至適pHの維持にも重要ですよ．

ここで覚えておいてください．

塩化物イオンは体液喪失でかなりの量が体の外に出ていってしまいます．「血液喪失！」なら塩化物イオン喪失もすぐにイメージできると思いますが……．抜けがちなのは嘔吐や下痢（胃酸や腸液の喪失）．消化管内の胃酸や腸液の喪失も「塩化物イオンが足りない！」になりますからね．

水素イオンといえば，血中pHのおはなしが必要ですね．

ヒトの血液のpHはpH7.35〜7.45．これまた忘れてはいけない大事な数字です．pH7が（酸性でもアルカリ性でもない）中性．これより数字が小さいと酸性．数字が大きいとアルカリ性ですから……ヒトの血液は弱アルカリ性ですね．このせまい正常域内に細胞内外が保たれていないと細胞は働くことができません．酵素の至適pHから外れてしまって酵素が働けず，ATPを作れないからですね．

ヒトのpHを守る2大器官は肺と腎臓．そして両者の間をつなぐ赤血球の炭酸水素緩衝系もいました．肺については「呼吸」のところでのおはなしになりますが……肺が原因でpHに異常が起こるとアシドーシス・アルカローシスの頭に「呼吸性」がつくこと，水に溶けると酸性になる二酸化炭素（CO_2）の吐き出す量によって判断できることから，そこまで難しくはありません．

ところが，肺以外が変動原因であれば全部「代謝性」．原因を腎臓にしぼっても，調節する対象が2つ（水素イオンと重炭酸イオン）なので，どうしても難しくなってきてしまいます．

知識がつながる！ ヒトの体のpHについて（例外編）

ヒトの血液の正常pH，もう覚えましたね．それなら「ヒトの体のpH：例外編」も頭に入れておきましょう．皮膚，胃液，膵液と腸液のおはなしです．

皮膚のpHは4.5～5.5．こちらは7より数字が小さいので，弱酸性です．皮脂が空気に触れて酸化することで，皮膚表面を弱酸性に保っています．こうすることで皮膚で侵入を防いだ微生物たちが，その場所で盛んに増殖しないようにしているのです．

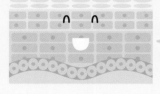
←皮脂の酸化

だから皮膚の表面は弱酸性なんだ！

胃液のpHは1～2の強酸性．胃酸の主成分「塩酸（HCl）」のせいで，体内に入ってきた微生物を殺す化学的防御を担当しています．

胃液は強酸性．

胃酸の主成分がHClだからね！

膵液と腸液のpHは8～9．これは弱アルカリ性（血液よりは強いアルカリ性）です．胃で消化された食べ物は，胃酸と混ざって酸性になっています．このまま粘液のない腸に向かっては消化管が消化されてしまいますので，中性付近（pH7くらい）になるように膵液で中和！

この中和作業は消化管ホルモンのセクレチンが命令してくれましたね．そして念のため弱アルカリ性の腸液で保護しつつ，消化されて細かくなった栄養を吸収していくことになります．

膵液と腸液は弱アルカリ性．

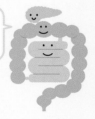

pHは8～9くらい！

とくに消化液のpHは，早めに頭に入れておいたほうがいいですよ．体液喪失とアシドーシス・アルカローシスの理解がスムーズに進むようになりますからね．

酸性の体液が喪失するか，アルカリ性の体液が喪失するかで違ってくるね！

〈代謝性アシドーシスと代謝性アルカローシス〉

〈腎臓による調節〉

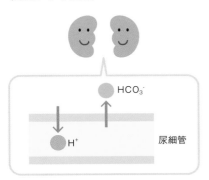

HCO_3^-
H^+
尿細管
正常な腎臓は原尿から重炭酸イオンを再吸収し，原尿へ水素イオンを排出します．

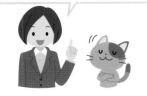

[代謝性アシドーシス]

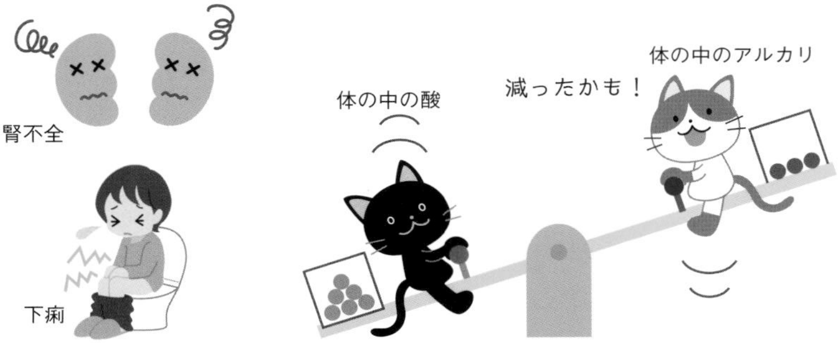

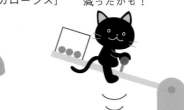

腎不全
下痢
体の中の酸
減ったかも！
体の中のアルカリ

[代謝性アルカローシス]

嘔吐
減ったかも！

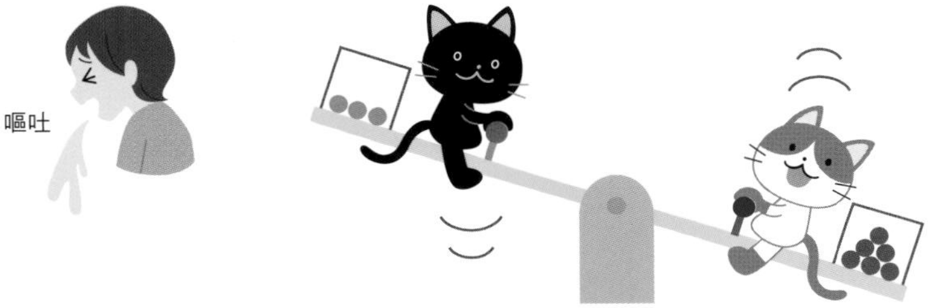

複雑なpH変動では丸暗記するのではなく，落ち着いて理解していきましょう．

酸やアルカリが多すぎたら，多すぎるほうにpHが傾きますね．酸に傾いたら(pH7.35未満)アシドーシス，アルカリに傾いたら(pH7.45超)アルカローシスです．

酸が増えた例は，糖尿病のときにケトン体(β-ヒドロキシ酪酸とアセト酢酸が水に溶けて酸性になる)が増えたことによる「ケトアシドーシス」．これは肺以外が原因なので代謝性アシドーシス．

アルカリが増えた例は，腎臓での重炭酸イオン再吸収が(アルドステロン分泌過剰によって)亢進してしまった副腎皮質機能亢進症．これは肺以外が原因なので代謝性アルカローシスですね．

でも，酸やアルカリが体の外に出ていってしまったら……逆に傾きます．

酸がたくさん体の外に出ていく嘔吐では，体の中にある酸よりもアルカリが多くなっています．結果，アルカリ性に傾くのです．だから胃酸が体の外に出ていく嘔吐は，代謝性アルカローシスになりますね．

アルカリが体の外にたくさん出ていってしまう下痢だと，体の中に残ったものは酸のほうが多くなります．だから腸液が体の外に出ていく下痢では，代謝性アシドーシスになるのです．

ここまでで，代謝性アシドーシス，代謝性アルカローシスを整理しやすくなったはずですよ．

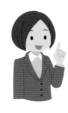

あとは腎臓についてホルモンの働きを追加しつつもう少し見ておきましょう．

腎臓に働くホルモンといえば，下垂体後葉から出るバソプレシンと副腎皮質から出る鉱質（ミネラル）コルチコイド（アルドステロン）．バソプレシンは主に尿量，鉱質コルチコイドは主にミネラルに関係するホルモンでした．

ここではミネラル（イオン）に関係するということで鉱質コルチコイドのおはなしを追加していきますね．バソプレシンについては血圧編の「血圧（血圧が上がる原因）」のところ（p.107）でおはなしすることにしましょう．

鉱質コルチコイド（アルドステロン）の働きは，腎臓の尿細管（主に遠位尿細管）に作用して，原尿からナトリウムイオンと水を体の中（血液内）に戻すこと．そして血液中のカリウムイオンを原尿中へと分泌することです．もっと簡単に言うと「血中ナトリウムイオンを増やして，血中カリウムイオンを減らす」ですね．

ナトリウムイオンは水と仲良しで，細胞外液の浸透圧を守る……というおはなしはバソプレシン同様「血圧（血圧が上がる原因）」ですることにしましょう．注目するのは，カリウムイオンです．

ここで基本の大原則の復習．

カリウムイオンが多いのは，細胞の中でしたね．そうでないとチャネルが開いていても，細胞の中から外にカリウムイオンが滑り出していけません．カリウムイオンが細胞の外に流れ出さないと，スタート地点になる「細胞内がマイナス」ができなくなってしまいます．

つまり，細胞膜が電位変化を起こせない（＝隣の細胞に電気刺激や情報を伝えることができない）ことになります．いくら命令なくとも動ける，自律性のある心臓でも，周りの細胞から電気刺激が来ないと収縮できません．心臓が，止まってしまうのです．

だから血液中のカリウム濃度が高くなる「高カリウム血症」は，心停止につながるとても危険な状態！　早く気づいて，すぐに対処しなければなりません．

でも，常に血中カリウム濃度をモニタリングするのは現実的とはいえませんね．だからこそ，心電図の出番です．

血中カリウムイオン増減には鉱質コルチコイド（アルドステロン）の影響が大きいこと（副腎皮質ホルモンの過剰・欠乏で大きく左右されること），腎臓の働きが深く関係していることをちゃんと意識しましたね．それならば，心臓が正しく動いているときの電気状態（心電図）のおはなしが始まっても大丈夫ですよ！

▶〈ここまで終わったら「宿題コーナー：自分でまとめてみよう！」〉

・1. 細胞内外に多いミネラル（イオン）をイラストでまとめよう．細胞膜のチャネルの存在も忘れずに！
・2. 血中ミネラル（イオン）の維持の必要性を腎臓（と肺・心臓）を中心にまとめてみよう

➡p.91へ

心電図の基本とABC，AEDを理解しよう

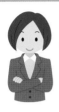

ここでおはなしすることは心電図の基本とABC，AED.
ABCは緊急時の気道確保（Airway），人工呼吸（Breathing），胸骨圧迫心マッサージ（Circulation）の頭文字．AEDは自動体外式除細動器のことですね．
ABCのうちここでおはなしするのはCのみ．残り2つは呼吸編のところでおはなしします．

どんなとき，公共機関などに備え付けてあるAEDを使う必要があるのか．
実際にはAEDの機械自体が判断してくれるので，そんなことを考える機会はないかもしれません．でも国家試験に心電図は出てきますし，心臓の動きと一緒に一度理解できれば苦手意識をもつ必要はありませんからね！

　心電図は，心臓から出る電気を測って図にしたものですが……いきなりそんなこと言われてもよくわかりませんね．だから，まずは心臓の動きを復習しましょう．

① 心臓の動きの基本

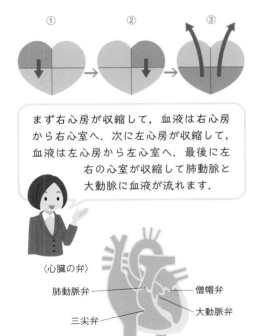

① ② ③

まず右心房が収縮して，血液は右心房から右心室へ．次に左心房が収縮して，血液は左心房から左心室へ．最後に左右の心室が収縮して肺動脈と大動脈に血液が流れます．

〈心臓の弁〉
肺動脈弁　　　僧帽弁
三尖弁　　　大動脈弁

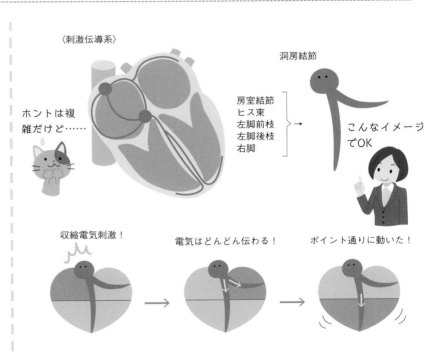

〈刺激伝導系〉

洞房結節

房室結節
ヒス束
左脚前枝 →
左脚後枝
右脚

こんなイメージでOK

ホントは複雑だけど……

収縮電気刺激！　　電気はどんどん伝わる！　　ポイント通りに動いた！

AED：automated external defibrillator，自動体外式除細動器

心臓は左右と上下，4つの部屋に分かれています．まず，右心房が収縮して右心室に血液を送ります．これを①とします．次に左心房が収縮して左心室に血液を送ります．これが②ですね．最後に右心室と左心室が収縮して，右心室から肺動脈に，左心室から大動脈に血液が送り出されます．これが③．この①②③の順で動くと，ちゃんと血液を送り出せましたね．

そしてこの動きのために欠かせないのが刺激伝導系と弁です．

刺激伝導系は心筋のうち，とくに電気を発生させ，伝えることに特化した部分．弁は4つの部屋の出口にある，逆流を防ぐためのものですね．

大動脈と肺動脈についている弁はそのまんま「大動脈弁」と「肺動脈弁」．あとは右心房の出口にあるのが三尖弁で，左心房の出口にあるのが僧帽弁ですよ．

刺激伝導系はまじめに見ると結構複雑ですが，理解のためには「逆ての字」形に丸がついたもので十分．

この丸（頭：洞房結節）の部分から電気が発生すると，まずは右心房の筋肉が収縮刺激を受け取ります．そして2本の足には同時に電気が伝わっていきます．先に電気が伝わるのは，より近いところにある左心房．左心房の筋肉が次に収縮刺激を受け取ることになりますね．最後に右心室と左心室が収縮刺激を受け取って……ちゃんと①②③の順で心筋が動くことができましたね．

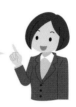

これが「心臓が血液を送り出せる」動き（正常）です．今確認したことは，血圧編のおはなしの前提になってきますよ．

② 心電図の基本

〈心臓から出る「電気」って？〉

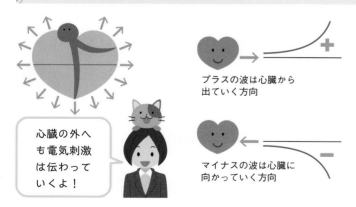

心臓の外へも電気刺激は伝わっていくよ！

プラスの波は心臓から出ていく方向

マイナスの波は心臓に向かっていく方向

心臓の外側に（ここでは皮膚まで）伝わった電気をセンサー（電極）で受け取ったものが「心臓から出る電気」です．

心臓から外側に向かう方向に電気が流れたらプラス（心電図の上向きの波）．心臓の中心に向かう方向に電気が流れたらマイナス（心電図の下向きの波）．

このプラスマイナスは「そう書く（示す）」という決まりごとです．

さて，ここまでわかったら「心臓から出る電気」のおはなし．

先ほど，細胞の膜電位についておはなししました．細胞でできた電気は，周りの細胞に広がっていきましたね．

「周りの細胞」は心臓だけではありません．弱いながらも，心臓の外側の細胞へも電気は伝わっています．その

プラスとマイナスの切り替わる「ゼロ」はどうやって決めるのか．地面を「ゼロ」とするのが基本で，いわゆる

「アースをとる」ですね. 地面に触れない携帯型(ホルター心電図)では，「2点の平均」を「ゼロ」にすることに決めています. だから最低でもセンサー(電極)は3つ(測定に1つ，「ゼロ」のために2つ)必要ですね.

そして電気は弱くなりますが，「心臓から一直線上」にあるところは同じ電気の波を示します. 両手足を伸ばして見ると，足首は心臓の最も下(左心室の心尖部付近)，右手首は右心房，左手首は左心房から出た電気の波を示していることがわかりますね. だからこそ，新入生入学前健康診断などで両手首と足首(両足首のことも)にセンサーをつけて心電図をとることができるのです.

もちろん，ちゃんと胸にセンサー(電極)をつけたほうが正確に電気の波を検知できます. 両手足首で調べる心電図は「時間はかけられない，でも心電図はとりたい！」というときに使われますからね. 短時間で多人数を見る必要のある健康診断が，まさにその代表例です.

＊

センサー(電極)の数を増やせば，もっと細かく心臓から出る電気の波を確認することができます. それについては基礎看護などで勉強してくださいね. センサー(電極)をつける場所などについても，各種看護演習にお任せしてしまいますよ.

〈心電図の正常な動き〉

いよいよ心電図そのものについてのおはなし. 最初に，正常(正しく動けているとき)の心電図を確認です.

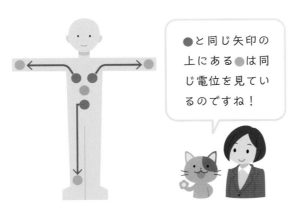

●と同じ矢印の上にある●は同じ電位を見ているのですね！

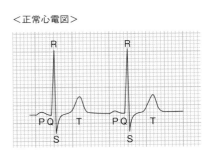

＜正常心電図＞

P波の小さな上向きの波があって，QRSで大きな鋭い上向きの波. T波でゆるやかな上向きの波(丘). T波の後ろにU波がさらに小さく上向きに入ることもありますよ. この正しい心電図の形が「ちゃんと心臓が全身に血液を送り出せているよ」のサインです. そして心電図の形が変になると，心臓がうまく全身に血液を送り出せなくなります. 「心筋の収縮がうまくできていないことが，心臓の外に伝わった電気でわかる」ということですね.

異常心電図ですが，そのすべてを紹介することはできません. だから「生命ピンチ！」な異常心電図，そしてよく出会う異常心電図を紹介していきます.

③ すぐに気づいてほしい異常心電図

〈心静止〉

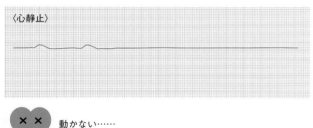

動かない……

〈心室頻拍〉

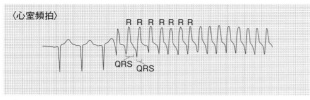

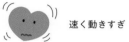

速く動きすぎ

〈心室細動〉

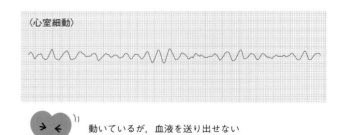

動いているが，血液を送り出せない

〈無脈性電気活動〉

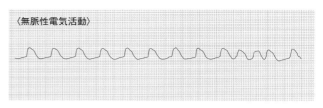

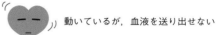

動いているが，血液を送り出せない

　まずはすぐわかる異常心電図「心静止」.……波，ありませんね.これ，心筋が収縮していない（収縮命令がない，または反応していない）状態.明らかに死に直面しているか，すでに「ご臨終です……」のどちらかです.

　これまたすぐわかる異常心電図が「心室細動（Vf）」.波はあるけど，ただの上下動ですね.

　これは心筋自体は動いている（収縮している）けど，まとまった動きができていない状態.心臓の役目である「ポンプとして血液を押し出す」ことができていないのです.これでは血液が全身の細胞まで酸素やグルコースを届けることはできません.一刻も早く，心筋の動きをまとめてあげる必要があります.そんなときこそAED（自動体外式除細動器）の出番です.

　同じくAEDの使用対象になる心電図が心室頻拍（VT）.1分間に120～250回もの頻拍が3連発以上出るものです.いくら速く心臓が拍動しても（心室が収縮

しても），心室に血液がたまっていなかったら十分な血液を送り出せませんね.だからこれも「AEDで強制リセット！」です.

　心電図の波があれば全部AEDかというと，残念ながら違います.AEDの機械をセットしても，機械に「適応外です」と言われてしまうことがあります.

　たとえば無脈性電気活動（PEA）.心筋は動いているのですが，脈をとることができません.

　少なくとも十分な血液を送り出せていない状態ですね.ここだけ見ると心室細動と同じですが，こちらはAEDでは治せません.

　無脈性電気活動のときには，ABCのC（Circulation：胸骨圧迫心マッサージ）が必要です.AEDを始めようとするときに，まずは救急車を呼んでもらいましょう.AEDに適応外と言われてしまったら，胸骨圧迫心マッサージをして救急車を待つことになります.

PEA：pulseless electrical activity，無脈性電気活動

知識がつながる！ AEDのもう少しだけ詳しいおはなし

AEDは体の外から電気ショックを与えて，バラバラな心筋の動き（とくに刺激伝導系）をリセットするもの．結構強い電気でリセットをかけるため，正常に動いている心臓まで巻き込まれたら一瞬，心臓が止まってしまいます．だからAEDのスイッチを押すときにはほかの人は心臓マッサージをやめて離れる必要があるのです．手で受け取った電気でも，心臓まで伝わっていってしまうことはもうわかりますよね．

AEDの電極をつける場所は，ちゃんと（電極自体に）書いてあります．「心臓をはさむ」イメージをもてるといいですね．

本当は，胸部の肌の上から電気ショックを与えるのが一番効果的です．直接細胞に電気刺激を与えれば，心筋

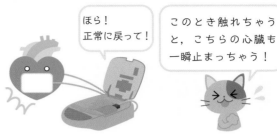

ほら！正常に戻って！

このとき触れちゃうと，こちらの心臓も一瞬止まっちゃう！

までしっかり電気が伝わっていきますからね．でも服（肌着など薄い布）の上からでも，AEDをしないよりははるかにましです．分厚いコートやセーター，ジャケットなどの上からでは（伝わる電気が少なすぎて）AEDが効かないおそれがあります．それらをよけてから，AEDをためらわずに使用してくださいね．

知識がつながる！ ABCのCのおはなし

救急救命が必要なときには，A（気道確保：Airway），B（人工呼吸：Breathing），C（胸骨圧迫心マッサージ：Circulation）です．ここでは心臓に関係する「C」について簡単におはなししますね．

胸骨は，胸の中央にあるネクタイ状の骨．その下部は剣のような形をしているので「剣状突起」．救急救命が必要な人を仰向け（仰臥位）にして，剣状突起部分に片方の

手のひらを当て，もう片方の手をその上に重ねます．あとは胸が少しへこむまでぐっと力を入れて，力を抜きます．胸骨越しに心臓（左心室）を押しつぶして，ポンプの代わりをしてあげるのです．

結構力がいりますし，これを救急車到着まで1人でやるのはかなり疲れます．だから救急救命を始める前に人を呼んで，救急車を呼んでもらいつつ，交代できる人を準備しておいてくださいね．

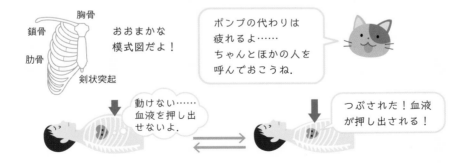

胸骨
鎖骨
肋骨
剣状突起

おおまかな模式図だよ！

ポンプの代わりは疲れるよ……ちゃんとほかの人を呼んでおこうね．

動けない……血液を押し出せないよ．

つぶされた！血液が押し出される！

生死にかかわる心電図，もう少し続きます．ミネラルに関係のある異常心電図を2つご紹介しますね．

Vf：ventricular fibrillation，心室細動
VT：ventricular tachycardia，心室頻拍

〈高カリウム血症・心筋梗塞の心電図波形〉

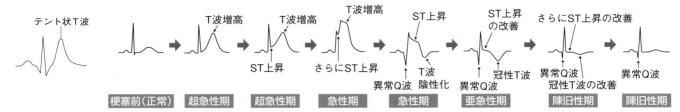

〈高カリウム血症〉　〈心筋梗塞までの波形〉

まずは「高カリウム血症は心停止の危険！」です．

高カリウム血症がなぜ心筋の動きを止めてしまうのかについては，先ほどのミネラルのところでおはなししてあります．

心電図では「高カリウム血症はテント状T波」が大事なサイン．丘のような低い波だったT波が，キャンプのときに使うようなテントのように大きくとがってきてしまいます．テント状T波を放置すると，PからT波がM字型になってしまいます．もう明らかに「正常な心電図」の形ではありません．まもなく，心停止が待っています．だから「T波が高い？」と気づいたら，すぐに対処する必要がありますね．

どこの調子が悪い可能性があるか，ちゃんとイメージできますか？　アルドステロンの出る副腎や，アルドステロンの働く腎臓のことを思い出せなかった人は，今のうちにしっかり細胞とミネラルの関係（p.80）を見直しましょうね．

もう1つが心筋梗塞．

心筋梗塞というのは，血液が届かなくなったせいで心筋が死んでしまったもの．「吻合がないから重大事態に！」と言っていたところですね．一度死んでしまった

心筋は生き返りません．だからこそ「心筋梗塞になる前に」発見する必要があります．

「一時的だけど血液が十分に届いていないよ！」という状態が狭心症．

そのまま血流が途絶えてしまうと，心電図ではST全体が上がってきます．「酸素とグルコースが足りない……苦しい……助けて……」という状態です．さらにそのまま血液が届かないと，大きな下向きQ波（異常Q波）が出現．これは「心筋……死んじゃった……」です．

その後，ST（やT波）が正常に戻ることはあっても，下向きQ波は残り続けます．死んだ細胞は生き返りませんから，STが上昇している時点ですぐに気づいてあげてください．

そこで気づければ，薬で血管を広げるなどして血流を回復させられる可能性がありますよ．

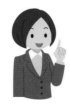

生命直結レベルの異常心電図を紹介してきました．正常な心電図とどこが違うか確認しながら，しっかりと頭に入れてくださいね．

〈心房細動の心電図波形〉

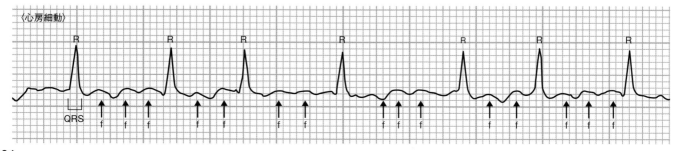

〈心房細動〉

おそらく日常的に出会う頻度の一番高い「心房細動」も紹介しておきましょう．名前からわかる通り，心房が細かく動いている状態です．

心電図を見ると……P波がありません．基準になる部分がf波で埋め尽くされてしまっています．少し速めですが（1分間に130回くらい）心室は一応正常に動いているので，「生命に即危険！」ではありません．ただ，心房がぷるぷる震えていますので，血栓や梗塞が起こりやすくなっています．血液が1か所にとどまると，固まりやすくなって（血栓），流れた先で詰まる（梗塞）可能性があるからですね．

この心電図は（心臓の異常だけではなく）甲状腺機能亢進症のときにも出る心電図．甲状腺から出るトリヨードサイロニン（T_3）やサイロキシン（T_4）は代謝（ATP産生）に関係しています．代謝が上がり（酸素やグルコースの必要性が高まって），心臓が血液の拍出回数を増やしている（心室はまだしも，心房はあせりすぎ！）と考えれば，理解しやすくなりますね．

*

以上，正常心電図と異常心電図のおはなしでした．

言葉だけで覚えるのではなく，自分で心電図を書きながら理解していってくださいね．一緒に心臓で何が起こっているのか（心臓はどんな動きをしているのか）もイメージしていくといいですよ！

脈拍の変動原因

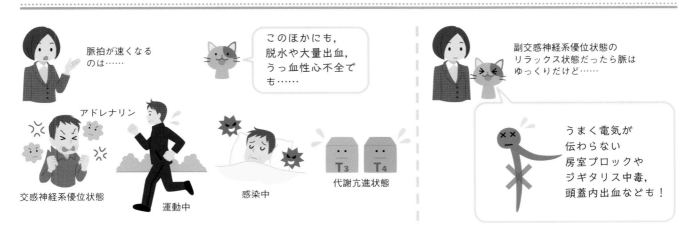

「心臓が動く」ということを確認してきました．

心臓が押し出した血液の波を，血管越しに感じ取るものが脈拍．脈拍が多い（脈が速い）ということは，心臓の拍出（収縮）回数が多いこと．脈拍が少ない（脈が遅い）ということは，心臓の拍出（収縮）回数が少ないことです．

どんなときに脈拍が多くなるかイメージできますか？緊張したとき，ドキドキしますよね．これは交感神経系優位状態になっているから．ほかにもATPをたくさん作る必要のある運動中や感染状態のとき，甲状腺ホルモンによる代謝亢進状態（甲状腺機能亢進症）でも脈拍が多くなります．あと，1回の拍出量が少ないから回数でカバーしている可能性もありますね．脱水や大量出血，うっ血性心不全などでも脈拍が速くなりますよ．

では，逆に脈拍が遅くなるのはどんなときか．副交感神経系優位のリラックス……ならばいいのですが．甲状腺の機能が低下して，甲状腺ホルモン不足になっている

T_3：triiodo thyronine，トリヨードサイロニン
T_4：thyroxine，サイロキシン

と問題ですね．また，刺激伝導系の電気刺激がうまく伝わっていないとき（房室ブロック）や，薬のせいかもしれません（ジギタリス中毒は薬の濃度が濃すぎると生命危険！）．頭の内部で出血があるせいで，内圧亢進を起こしている可能性も忘れないでくださいね．

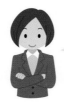

とりあえず，脈拍を理解するための心臓のおはなしは一段落．次は，「血圧」に注目したおはなしに入りましょう．

▶〈ここまで終わったら「宿題コーナー：自分でまとめてみよう！」〉

- ・1．正常心電図を自分で書いてみよう
- ・2．最低限（本文中に紹介した）異常心電図も書いてみて，「正常と比べてどこが違うか」「心臓で何が起こっているか」もまとめよう ➡p.93へ

p.64

自分で書き込もう！宿題コーナー

〈 脈 拍 〉

1. 脈拍ってなんだろう？

◎ 脈拍が正常に測れるためには何が必要？

「脈拍」は，（　　　）が，（　　　）を（押し出す力の波を），
（　　　）の外から感じ取ったもの

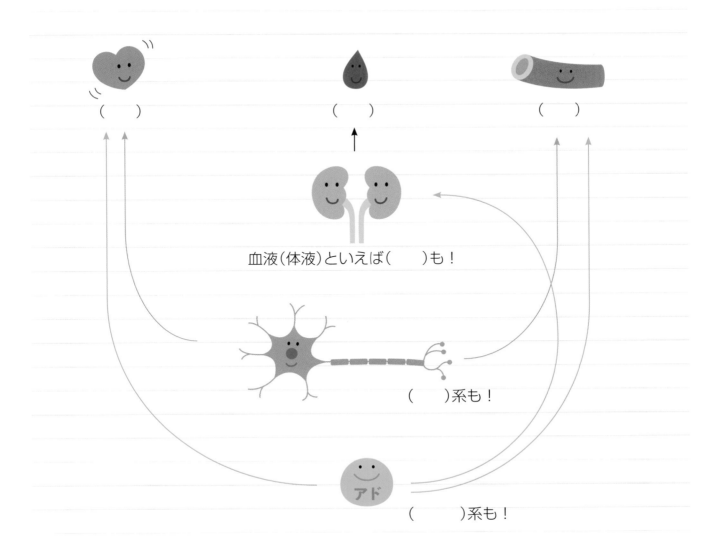

（　　　）　　　　　　（　　　）　　　　　　（　　　）

血液（体液）といえば（　　　）も！

（　　　）系も！

アド

（　　　　　）系も！

p.66〜68

❷ 脈拍が測れるところを動脈名も一緒にイラストでまとめて，自分で全身の脈をとってみよう

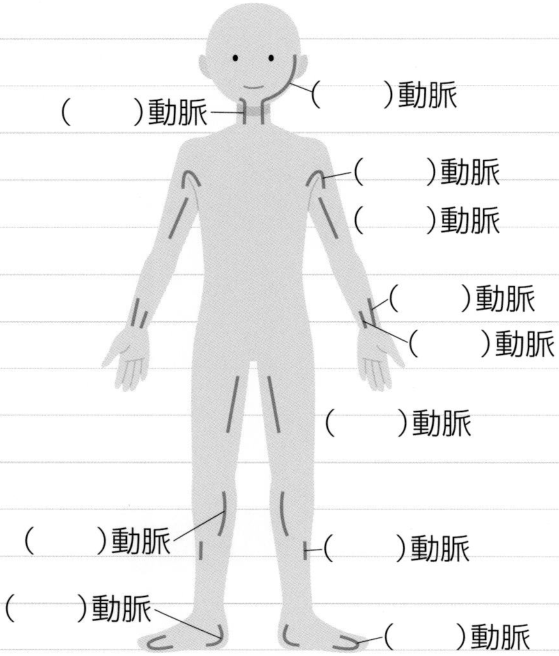

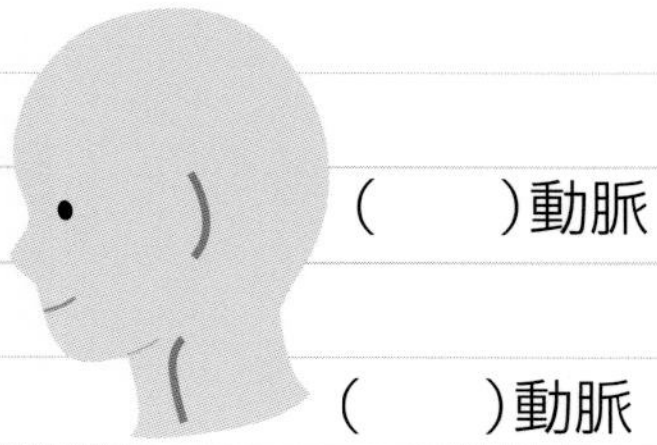

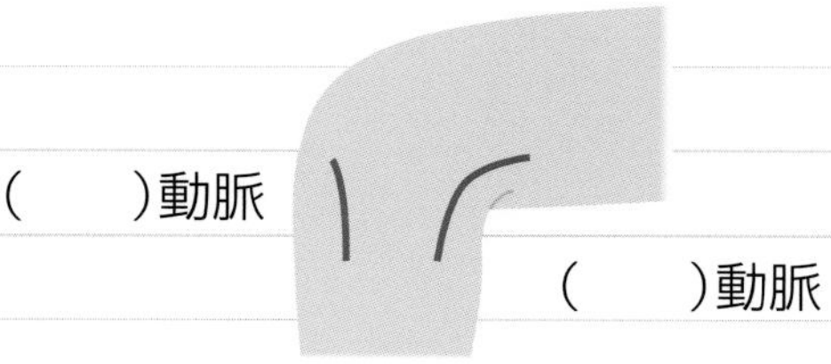

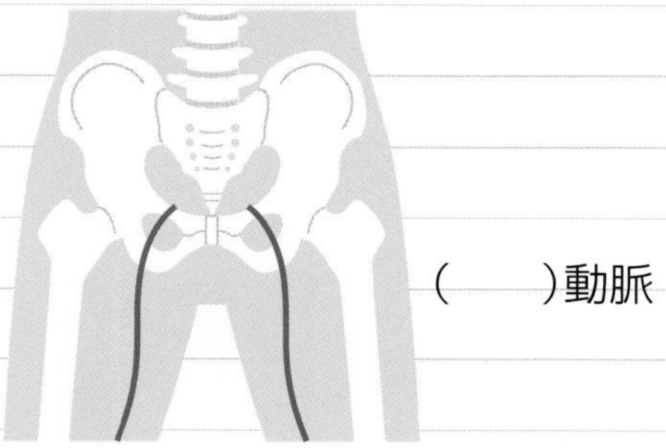

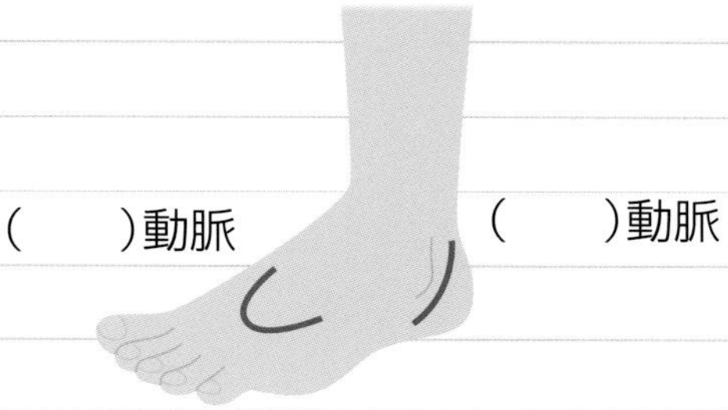

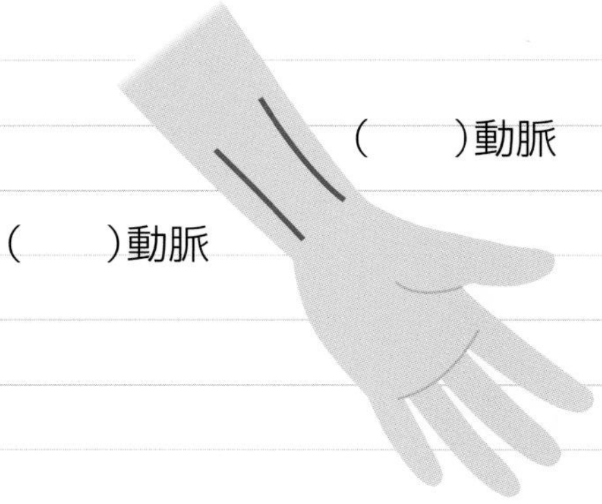

（　　　）動脈　　　　（　　　）動脈

（　　　）動脈

（　　　）動脈

（　　　）動脈
（　　　）動脈

（　　　）動脈

（　　　）動脈

（　　　）動脈

（　　　）動脈　　　　（　　　）動脈

（　　　）動脈　　　　　　（　　　）動脈

（　　　）動脈　　　　　　　　（　　　）動脈

（　　　）動脈

（　　　）動脈

（　　　）動脈

（　　　）動脈

（　　　）動脈

（　　　）動脈　　　　　　（　　　）動脈　　　　（　　　）動脈

p.74〜76

2. 細胞膜電位変化を理解しよう

◎ 細胞内外に多いミネラル（イオン）をイラストでまとめよう

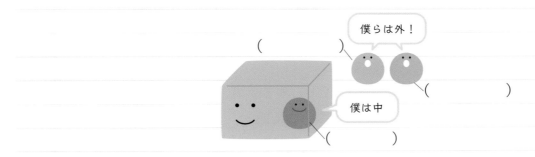

僕らは外！

僕は中

( )

( )

( )

◎ 膜タンパク質もまとめておこう！
（細胞内外のミネラル（イオン）濃度差の理由は…）

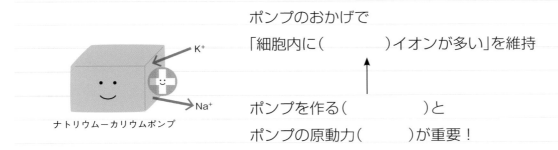

ナトリウムーカリウムポンプ

K⁺

Na⁺

ポンプのおかげで
「細胞内に（　　　　）イオンが多い」を維持

ポンプを作る（　　　　）と
ポンプの原動力（　　　）が重要！

電気（収縮命令・情報）が来て
（周りへ）電気を伝えるには
「チャネル開閉」と
「ミネラルの（　　）差」が大事！

多すぎも少なすぎも
うまく電気を伝えられなくなるよ！

ミネラルの滑り台は……

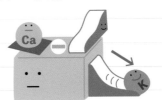

チャネルは濃いほう（ぎゅうぎゅう）から
薄いほう（すかすか）に向かって流れる滑り台！
傾きは濃さの差：（細胞内外の違い）が
大きいと急になる！

91

p.77～80

ⓐ 血中ミネラル維持の必要性を，腎臓（と肺・心臓）を中心にまとめてみよう

• 血液のpH（水素イオン濃度）は7.35～7.45が正常域

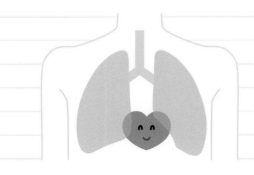

• 肺が原因で血液のpHが崩れると
アシドーシス・アルカローシスの
頭に「（　　）性」

二酸化炭素をうまく吐き出せない
（水に溶けて酸性）
→（　　）性アシドーシス

二酸化炭素を吐き出しすぎる
→（　　）性アルカローシス

• 心筋も細胞！
細胞膜電位変化のためには，細胞内外のミネラル濃度差が大事

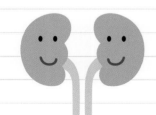

（　　　　　　）イオンと（　　　　　　）イオンは細胞外（血液）に多い
（　　　　　）イオンは細胞内に多い

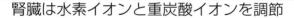

• 肺以外（腎臓が原因のことは多い）のせいで血液のpHが
崩れるとアシドーシス・アルカローシスの頭に「（　　）性」

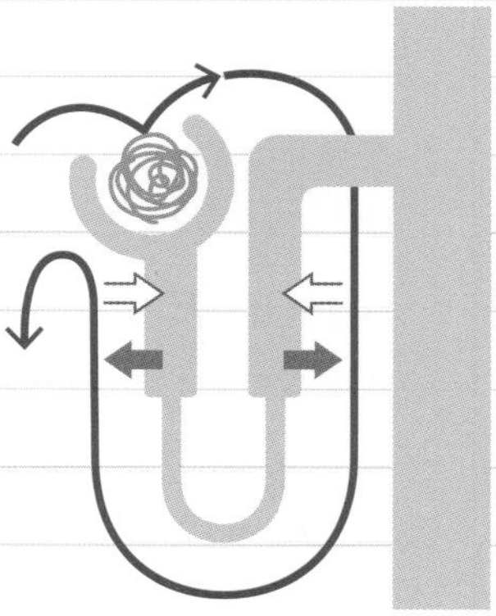

腎臓尿細管では，
原尿から（　　　　　　）イオンと水を「再吸収（ ➡ ）」
血液から（　　　　）イオンなどを「分泌（ ⇨ ）」

腎臓は水素イオンと重炭酸イオンを調節
腎臓の調子が悪いと（　　）イオンを捨てられずに「（　　）性アシドーシス」
過剰に（　　　）イオンを再吸収すると「（　　）性アルカローシス」

p.81〜87

3. 心電図の基本とABC，AEDを理解しよう

正常心電図を自分で書いてみよう

• まずはなぞってみよう

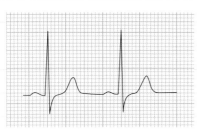

• 自分で書いてみよう

異常心電図を書いてみて，「正常とどこが違うか」「心臓で何が起こっているか」もまとめよう

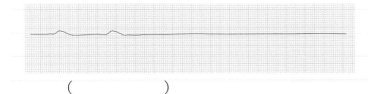

（　　　　　　　）

 ABC ▷ 心筋が動かない…

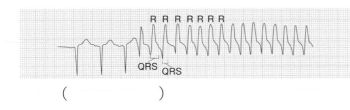

（　　　　　　　）

 AED ▷ 動いてはいるけど バラバラだ…

R R R R R R R

QRS　QRS

（　　　　　　　）

 AED ▷ は，早すぎ！

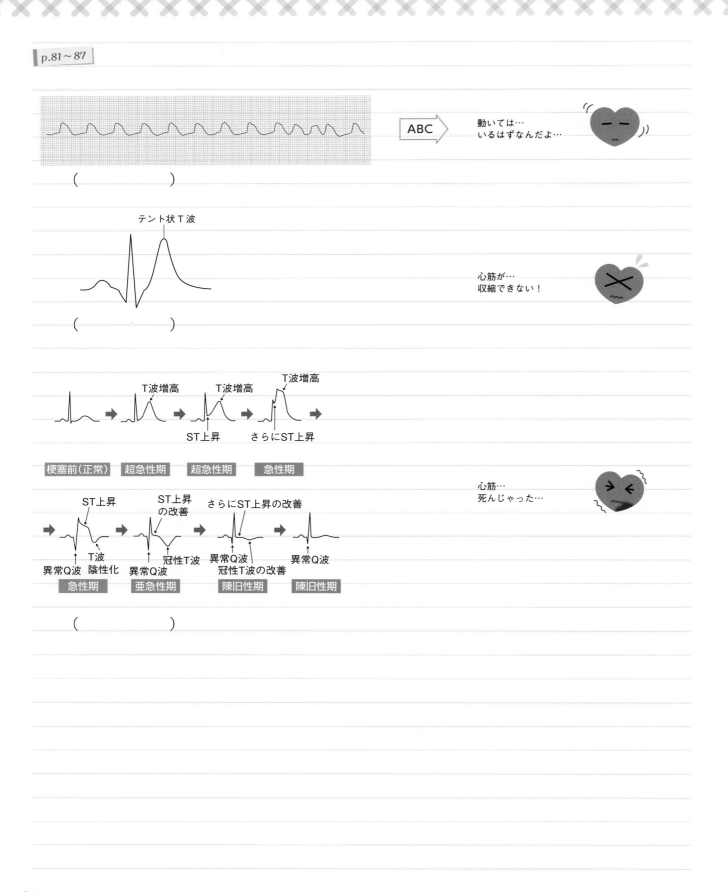

（　　　　　　　）

テント状T波

（　　　　　　　）

T波増高　　T波増高　　T波増高
ST上昇　さらにST上昇

梗塞前（正常）　超急性期　超急性期　急性期

ST上昇　ST上昇の改善　さらにST上昇の改善
異常Q波　T波陰性化　異常Q波　冠性T波　異常Q波　冠性T波の改善　異常Q波
急性期　亜急性期　陳旧性期　陳旧性期

（　　　　　　　）

動いては…
いるはずなんだよ…

心筋が…
収縮できない！

心筋…
死んじゃった…

2章-3

バイタルサインと解剖生理

血圧

- 血圧ってなんだろう?

- 血圧が上下する原因を理解しよう

- 血圧の測り方

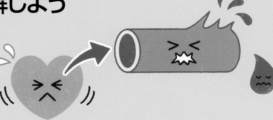

血圧

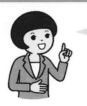

脈拍編で心臓が血液を押し出すしくみ，理解できましたね．それなら「血液をどれぐらいの力で押し出しているか（血圧）」のおはなしに入っても大丈夫！　脈拍は「心臓から出ている血液の波の回数」に注目していました．ここでは「波の上下はどこまであるかな？」に注目です．最終的には血圧計の使い方のおはなしになります．でもその前に「正常の血圧変動（高いときと低いとき）」，「血圧が高い・低いはなぜ問題か」，「どんなときに血圧は上がるのか・下がるのか」を確認していきましょうね．

血圧ってなんだろう？

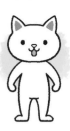

血圧は血液の圧力のこと．もっと言うなら，心臓が血液を押し出したことで，血液が血管にかける力のことですね．言葉だけ見ると「ん？　脈拍と同じ？」と思えますが……，脈拍は「波の回数」に注目．血圧は「波の上下はどこまであるか（かかる力の幅はどこからどこまで？）」ですね．そして今のうちに意識してほしいことは，「体温・脈拍と同様，血圧も変動する」ということ．昨日測った血圧と今日測った血圧が同じとは限りません．なぜそうなるのか……みていくことにしましょう．

〈血圧では波の上下に注目！〉

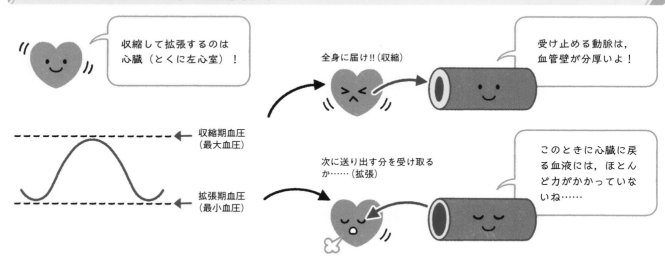

血圧の波の上下を，以前は「最大血圧」「最小血圧」とよんでいました．現在は「収縮期血圧」と「拡張期血圧」とよびます．何が収縮・拡張しているのかというと，心臓ですね．

心臓（とくに左心室）が収縮して，血液が動脈に押し出されたときに血液が血管を押す力が「収縮期血圧」．全身

に血液を巡らせる必要がありますから，強い力で血液は押し出されます．その血液を受け止める血管にも，強い力がかかりますね．だから動脈は血管壁（主に平滑筋）が分厚くなっていました．

心室が収縮したままでは，次に送り出すための血液が入ってきません．そこで心室が拡張すると，心房から心

室に血液が流れ込みます．心房の入り口には弁がありませんから，血液を心室に送り出した後の心房には静脈から全身を巡ってきた血液が戻ってきます．このときの血液には力はかかっていません．液体（血液）が一定量以上管（血管）の中にあるため一定の力はかかっていますが，特段，壁（血管壁）を押してくることはありません……．この「心室が拡張しているときの血液の圧力」が「拡張期血圧」です．

心臓（とくに左心室）に注目できれば収縮期血圧・拡張期血圧は難しくありませんよ．「収縮期血圧/拡張期血圧」という書き方をしますね．収縮期血圧が120mmHg，拡張期血圧が70mmHgだったら，「120/70」になります．

すごくあっさりと「心臓が血液を送り出せる」前提でおはなししてきましたが，「心筋が順番正しく収縮」するだけでは，実は血液を送り出すことはできません．血液と，弁が必要です．

血液についてはもう少し先で「血圧の上下」と関係しておはなしします．弁については，脈拍編でおはなししましたね（p.81）．「大動脈弁と肺動脈弁は名前そのまま，右心房出口が三尖弁で，左心房出口が僧帽弁」でした．逆流防止の弁が閉まるタイミングは「血液を押し出した後」．心房から心室に血液を送り出した後に，三尖弁と僧帽弁が閉まります．これで心室に入った血液が逆流しませんね．心室から大動脈や肺動脈に血液を送り出した後は，大動脈弁と肺動脈弁が閉まります．これで大動脈や肺動脈に入った血液が心室に逆流することなく，肺や全身に向かっていってくれるのです．

知識がつながる！ 体循環と肺循環

「あれ？　肺だって全身の一部でしょ？　どうしてほかの部分と分けたの？」……こう思った人がいると思います．肺はほかのところと違い「酸素を血液に取り入れるところ」です．血管名とその中を流れる血液の状態が，ほかのところを流れるときと違ってきますよ．

まず，左心室から出て大動脈に入った血液は，酸素の多い動脈血．動脈から毛細血管に入り，細胞のところに酸素を届けます．酸素を届けた後の血液は，酸素が少ない静脈血．静脈を通り，大静脈に集まって右心房へ……これが「体循環」．

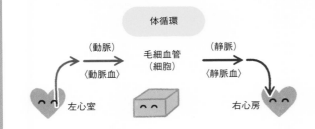

次に，右心室から肺動脈に出た血液は，酸素が少ない静脈血．肺（肺胞）に届いて酸素を受け取ると，血液中に酸素の多い動脈血になります．あとは肺静脈を通って，左心房へ……こちらが「肺循環」です．

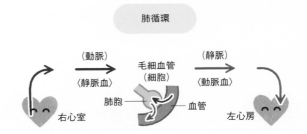

肺循環では「静脈血が動脈を通り，動脈血が静脈を通っている」こと，わかりましたか？　基本的には動脈血が動脈を，静脈血が静脈を流れるものと覚えておいて，でも「……もしかして，肺循環？」も，頭の片隅に入れておきましょうね．

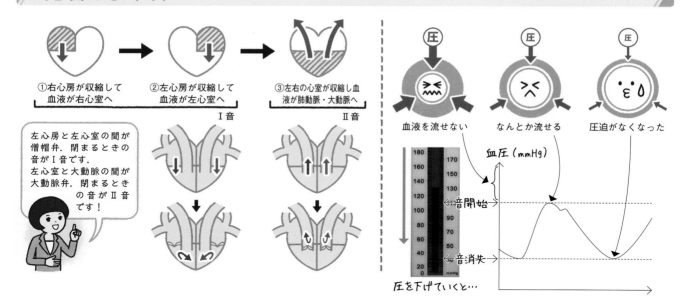

①右心房が収縮して血液が右心室へ

②左心房が収縮して血液が左心室へ
Ⅰ音

③左右の心室が収縮し血液が肺動脈・大動脈へ
Ⅱ音

左心房と左心室の間が僧帽弁．閉まるときの音がⅠ音です．
左心室と大動脈の間が大動脈弁．閉まるときの音がⅡ音です！

圧　圧　圧

血液を流せない　なんとか流せる　圧迫がなくなった

血圧（mmHg）

音開始

音消失

圧を下げていくと…

弁の閉まる音は，心音として聞くことができます．聴診器を使って胸の音を聞くと心臓の音がとても大きく聞こえますね．ただドキドキしているだけではありませんよ．よく聞いてみると「トン！」というわかりやすい音の間に「ドゥズッ……」という低く鈍い音が聞き取れます．

「トン！」という高く鋭い大きな音は心室の出口にある弁（大動脈弁・肺動脈弁：とくに大動脈弁）が閉まる音．これが「Ⅱ音」です．「ドゥズッ……」という低く鈍い小さ

な音が房室弁（三尖弁・僧帽弁）の閉まる音．これが「Ⅰ音」ですね．どうして聞き取りにくい地味な音のほうがⅠ音かは，心臓の収縮を思い出せば納得できるはず．刺激伝導系で電気刺激ができて先に出る音は，左心房が収縮するⅠ音ですよね．

心臓が「ポンプの役割」を果たすために必要な弁の存在，心臓の収縮の順番と一緒に理解してくださいね．

知識がつながる！ 先天性心疾患

心臓のポンプの役割，かなり理解できてきたと思います．そんな心臓が，生まれてすぐの状態からうまく役目を果たせなかったら大変です．先天性心疾患（生まれたときからの心臓の異常）として，ファロー四徴症（心室中隔欠損，大動脈右室騎乗，肺動脈狭窄症，右室肥大）をイメージできるようになってください．

ファロー四徴症の共通点はチアノーゼ．まぶたの裏や唇などが青白く見える酸素欠乏状態です．どうしてチアノーゼが出るのかを確認してみましょう．

「心室中隔欠損」は，心室を隔てる壁に穴が開いてしまった状態．これでは酸素の少ない静脈血も一緒に大動脈に流れこんでしまいます．

「大動脈右室騎乗」は，大動脈が右心室からも出ているもの．これも酸素の少ない静脈血が大動脈に流れ込んでしまいますね．

心室中隔欠損

大動脈右室騎乗

「肺動脈狭窄症」は，肺に向かう肺動脈が狭くなり，血液が肺に向かいにくくなったもの．これでは酸素を受け取れる血液が減ってしまいます．

「右室肥大」は，（肺動脈狭窄を受けて）なんとか肺に向かう血液を増やすために，右心室の筋肉が増えた（肥大した）ものです．

肺動脈狭窄症

右室肥大

正常と比べて，全身に流れる血液中の酸素が減っていること，わかりますね．だから酸素欠乏のチアノーゼが出てしまうのです．

先天性心疾患は，0歳児の死因第1位（「先天奇形，変形および染色体異常」）としても重要ですからね．

▶〈ここまで終わったら「宿題コーナー：自分でまとめてみよう！」〉

- 1. 心臓の4つの部屋の収縮と4つの弁の閉まるタイミング，収縮期血圧と拡張期血圧のタイミングをイラストや図を使ってまとめてみよう（大事なところだけはずれないように注意して！）
- 2. 聴診器を使って心音を聞いてみよう（ちゃんとⅠ音とⅡ音を聞き取れるかな？）　 →p.115へ

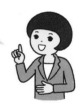

一通り心臓が血液を送り出すために必要な「外側」のおはなしが終わりました．次は「内側」の，血液のおはなしです．

血液があって，流れの勢いによって血管にかかる力が変動することそれ自体に問題はありません．でもそれが「ずっと上がりすぎ」や「ずっと下がりすぎ」になると大問題です．「どうしてそうなるのか」と関連づけながらおはなししていくことにしますからね．

血圧が上下する原因を理解しよう

① 高血圧と低血圧はなぜ問題？

〈低血圧の問題点〉

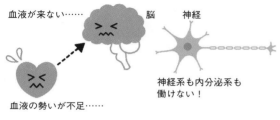

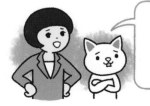

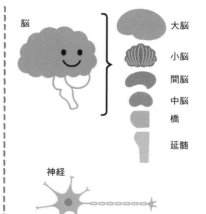

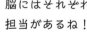

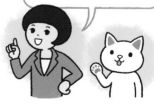

　血圧が下がりすぎると，なぜ問題なのか．心臓から送り出された血液に勢いがないということは，体の上のほうまで血液が届かないことになります．全身のコントロールセンター，神経系と内分泌系の大ピンチです．

　ここでいきなりですが，神経系の復習．

　神経系には情報伝達が専門の末梢神経系と，情報をもとにした判断・命令が専門の中枢神経系（脳や脊髄）がありましたね．「脳」と一言で言いましたが，さらに大脳・小脳・間脳・中脳・橋・延髄と分けることができて，それぞれに役割分担がある……というおはなしは解剖生理学などで勉強するはず．ここで注目するのは各所にある「反射中枢」です．

　体温編で体温中枢のおはなしをしました．「（意識的に命令することなく）各所の情報をもとに大事な体温をほぼ一定に保っている」ところです．

　ヒトが意図することなく（意識的に命令することなく）コントロールしてくれる反射中枢はほかにもいろいろあります．次の呼吸編でおはなしする呼吸中枢，咳やくしゃみをする咳中枢やくしゃみ中枢．食べる・食べないに関係する空腹中枢や満腹中枢，変な食べ物を早く体の外に追い出すための嘔吐中枢などなど．これらをすべて自分で意識的に判断・命令していたら大変です．呼吸まで意識して命令しないとできないのでは，おちおち眠ることさえもできません．

だからこれら中枢が働かなくなると，生きていくことがとても難しくなります．

知識がつながる！ 起立性低血圧のおはなし

反射中枢はとても便利で，ありがたいものなのですが，ときどき「あっ！ 調節失敗しちゃった！」ということもあります．その例が起立性低血圧です．

本来，姿勢を変えても体の隅々まで血液が届くように血圧を調節するはずなのですが，この調節に失敗すると，姿勢を急に変えたときに高いところに十分な血液が届かなくなってしまいます．とくに立った（立位になった）ときに頭（脳）に血液が届かなくなると大変です．「あ！ しまった！」とすぐに再調節するのでそれ自体は大事には至

りませんが，一瞬「ふらっ……」とすることは事実．やはり危険ですから，姿勢を意識的にゆっくり変える（急に動かない）ようにしてくださいね．

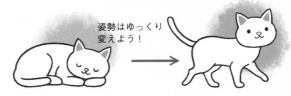

本来は反射中枢が調節するけど……

姿勢はゆっくり
変えよう！

頭に血液が届かないということは……これら中枢の神経細胞に酸素とグルコースが届かないということ．つまり，生命維持が危険にさらされることになります．これが「ショック」の怖さです．

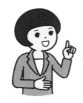

「ショック」は血液が身体の枢要部（中枢はもちろん含まれます）に届かなくなったことで起こる全身機能の低下や機能不全のこと．わかりやすいのは出血によって血

液が足りなくなった出血性ショック．でも，それだけではありませんよ．とくにあとで出てくる「アナフィラキシーショック」には要注意ですからね！

知識がつながる！ ショックの種類

「ショック」は大きく4種類に分けられます．

大出血によって起こるのが「循環血液量減少性ショック」．「めぐるものが減って，酸素不足！」ですね．

心臓の働きが悪くなったせいで起こるのが「心原性ショック」．こちらは「めぐらせるところが動かない！」です．

血管が詰まっているせいで起こるのが「心外閉塞・拘束性ショック」．「めぐる場所が詰まった！」ですよね．

そしてアナフィラキシーショックが含まれるのが「血液分布異常性ショック」．これは心臓が動いて，血液量にも問題がないのですが，特定の場所の血管が広がったため

に「行ってほしいところに血液が向かわなくなった」もの．本来どこよりも優先で届いてほしい頭（脳）に血液が届かなくなってしまった状態です．

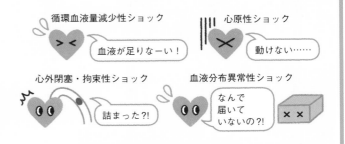

循環血液量減少性ショック

血液が足りなーい！

心原性ショック

動けない……

心外閉塞・拘束性ショック

詰まった?!

血液分布異常性ショック

なんで
届いて
いないの?!

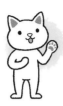

ここまで読んだみなさんは，もう「血圧が下がりすぎた?! それって大問題だよ！」と理解できましたね．

褥瘡のおはなし

血圧の高い低いとは，本来関係はありませんが，「血液が届かないと細胞が動けなくなる」点では共通している「褥瘡」について簡単に．

褥瘡は自分の重みで血管がつぶれ，その先に血液が届かなくなったことがスタート．普段はなんとなく寝返りをうち，姿勢を変えて，血管がつぶれている状態を解消しています．でも感覚鈍麻や中枢の異常，運動神経や筋肉の異常などがあると，1人で寝返りをうてず，姿勢を変えることができません．すると1か所の血管がつぶれ続け，血流が途絶えてしまいます．その先の細胞には酸素もグルコースも届かなくなり，ATPを十分に作れなくなってしまいます．

褥瘡のスタートは血液が届かなくなること！

それじゃあ酸素もグルコースもなくて，ATP作れないよ……

最初は単なる赤み（発赤）でしかありませんが，じきに凹んで潰瘍になります．死んだ細胞が出始めた証拠です．それでも血流が回復しないと，皮膚だけでなく筋肉の細胞まで死んでしまい，ついには骨が見えてしまうことも！ ひどい褥瘡の写真を見ると「血液が届かないとどうなるか」がよくわかるはずです．

そうならないように，一定時間（約2時間）ごとに体位変換をする必要があります．自分が同じ姿勢でじっとしていたとき，どこが痛くなってくるかをメモしておきましょう．そこが褥瘡の要注意ポイントですからね．

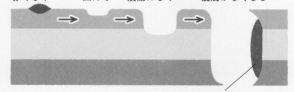

赤くなり……　凹んで　潰瘍になり……　皮膚がなくなる

表面からは見えない潰瘍部

〈高血圧の問題点〉

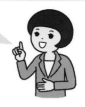

血圧が高すぎることはなぜ問題になるのか．血圧が高いと，低すぎたときの「頭（中枢）に血液が届かない！」という問題は解消されます．でも今度は「血管が破れてしまう（出血）」危険性が出てきます．

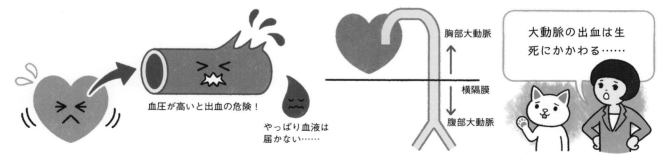

血圧が高いと出血の危険！

やっぱり血液は届かない……

胸部大動脈

横隔膜

腹部大動脈

大動脈の出血は生死にかかわる……

血管が破れて出血してしまうと，やはり細胞に酸素とグルコースが届きません．その点で大血管（太い血管）での出血は生死にかかわります．「太い血管」と言われたら，まず思い浮かべてほしいのは大動脈．胸部大動脈（胸大動脈）も腹部大動脈（腹大動脈）も，通る血液の量や勢いを考えると出血は生命の危機です．

「ん？　血管壁（平滑筋）が分厚いのに出血なんてするの？」と思うかもしれません．そう，血管壁が分厚くても裂けてしまう（そして出血してしまう）ことがあるのです．

その原因については，もう少し先の「血圧が上がるとき」でおはなししますね．

あと，心臓の冠動脈で出血が起こったら，その先の心筋が死んでしまいます．「吻合がないから大ピンチ！」でした．

頭部のウィリス動脈輪も準備はしてあるけどやっぱりピンチ．吻合というには大きい動脈輪はあるけど，やっぱり先にある細胞に血液を届けるためにごく細い血管を作ってもやもや……でした．

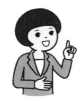

それでは，太い血管で出血が起きなければいいのか．残念ながらそんなことはありません．毛細血管の出血も大問題です．とくに目の網膜と腎臓の糸球体で起こると大変なことになります．

〈毛細血管からの出血〉

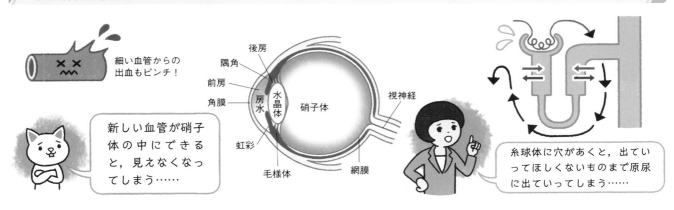

細い血管からの出血もピンチ！

後房
隅角
前房
角膜
房水
水晶体
硝子体
視神経
虹彩
毛様体
網膜

新しい血管が硝子体の中にできると，見えなくなってしまう……

糸球体に穴があくと，出ていってほしくないものまで原尿に出ていってしまう……

私たちが「見える（視覚）」のは，第2脳神経（視神経）が画像情報を大脳に届けてくれるおかげ．視神経のスタートは網膜．目に映る画像を「色のついた光の信号」として脳に届けるためには，網膜がちゃんと働く必要があります．網膜に酸素とグルコースを届ける毛細血管が出血すると，まず出血自体によって視界が遮られます．さらに酸素とグルコースを届けるために，眼球硝子体（ガラス体）の中に新しく毛細血管ができてしまい，もっと「見えなく」なってしまいます．視覚に情報の大部分を頼って

いるヒトにとって，これは大問題です．

腎臓の糸球体は，血液から尿を作るときの「ざるの目」にあたる部分です．ここで出血してしまうと，本来ならば「尿に出てこない（まだ体の中で使う予定の）もの」が尿に出てきてしまいます．体にとっては「必要なものが足りなくなった！」ですね．

また出血を止めようとして止血作用が頑張ると，今度はかさぶた（血栓）によって「ざるの目がふさがっちゃって，尿に捨てたいものを捨てられない！」となる可能性

も！ だから毛細血管の出血もやっぱり大問題.「血圧が上がりすぎると問題」であること, もうわかりますよね.

この網膜と腎臓での毛細血管出血が, 糖尿病の3大合併症の残り2つ「網膜症」と「腎症」です. 末梢神経障害と糖尿病全体についてのおはなしは, 脈拍編のコラム（p.71）で紹介しましたよ.

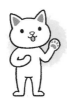

簡単に「なぜ血圧の上がりすぎ, 下がりすぎが問題になるのか」を確認しました. では, どんなときに「血圧が上がるのか」,「血圧が下がるのか」を具体的にみていきましょう.

② 血圧の変動原因

〈血圧が下がる原因〉

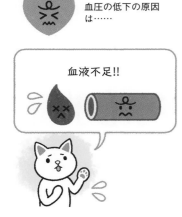

血圧の低下の原因は……

血液不足!!

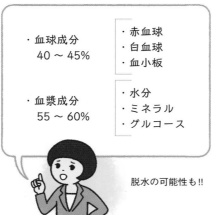

・血球成分 40〜45%
　　　　　・赤血球
　　　　　・白血球
　　　　　・血小板

・血漿成分 55〜60%
　　　　　・水分
　　　　　・ミネラル
　　　　　・グルコース

脱水の可能性も!!

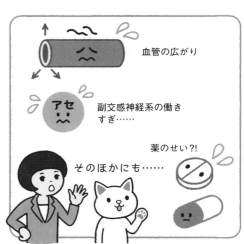

血管の広がり

副交感神経系の働きすぎ……

薬のせい?!

そのほかにも……

血圧が下がるのはどんなときか. 血液が少ないなら, あまり力をかけずとも血液を押し出せます. 血管にかかる力（圧力）は低くなりますから, 血圧が下がっていますね. すぐに出血（大血管からの大出血）は浮かぶと思いますが, 脱水もイメージできていますか?

細胞外液の大部分を占める体液（血液・組織液・リンパ液）は, 水分不足の影響を大きく受けます. 血液の成分は血球成分（約45％）より血漿成分（約55％）のほうが多

かったですね. 血漿成分の大部分は, 水分（水）ですよ. 脱水については, 体温編のコラム（p.38）でおはなししてあります.

また, 血管が広がったときには, 血液の量に変化がなくても血圧が下がります. 通り道が広いなら, 同じ量が通っていても「空いている」ように思える（窮屈ではないので, 周りを押す必要がない）のと同じです.

血管の平滑筋を広げるのは, 副交感神経系の担当. つ

まり「リラックスすれば血圧が下がる」ことになります．ただし，副交感神経系が働きすぎると……血圧が下がりすぎます．「薬の作用で，副交感神経系が過剰に働いた状態」になってしまうことが考えられます．「血圧を下げたいから薬を使ったら，効きすぎた！」だったら，量を減らすなどの対策を取るのは簡単です．でも「違う目的で薬を使ったら，血圧が下がった?!」だと，薬のせいと気づくのが遅れてしまう危険性が出てきます．意外と，副交感神経系に関係する薬は多いので要注意ですよ．

副交感神経系の神経伝達物質はアセチルコリン．アセチルコリンを邪魔する薬で，生命に危険を及ぼす状態として「悪性症候群」があるということは，p.48「体温編」のコラム「悪性症候群のおはなし」を確認しましょう！

同様に問題になるのがアナフィラキシーショックです．先ほど「ショックの形態の1つで，要注意！」と言っていたところですね．

アナフィラキシーショックの始まりは，異物（細菌やウイルスなど）を追い出すための免疫系の働きです．免疫系は異物侵入から体を守るために，各種白血球たちが分業して頑張っていることは，生化学・生理学・解剖学で勉強するはず．

「異物が多い！　早くなんとかしなくちゃ！」というときには，炎症物質が出て白血球が異物侵入部位に到着しやすいように準備をします．血管を広げ（血液がたくさん流れて白血球が集まりやすくなる），毛細血管壁の細胞の間を広げます（血漿の成分と一緒に白血球も流れ出していけるように）．炎症の発赤と腫脹は炎症物質が血管を広げたせいで通る血液が増えて赤くなり，血漿成分（組織液になります）が血管壁から流れ出したから腫れるのですね．

ヒトの体内の異物（微生物）排除は，免疫系のお仕事．ヒトの体外の微生物排除に使われるのが「消毒」です．おそらく薬理学で勉強するはずですが，簡単に整理しておきましょう．

まずは消毒と殺菌，滅菌の区別から．

滅菌は，すべての微生物（細菌も，ウイルスも）を殺すこと．（手術のときのように）体の中に直接入れるものに対して必要になります．ヒトは滅菌できませんよ．「ヒトの滅菌」イコール「ヒトの細胞が全部死んでしまうこと」ですからね．

殺菌は菌を殺すこと．1つでも菌を殺せば「殺菌」なので，かなりあやふやな言葉です．

消毒は毒性（ヒトの健康に害をなす）を消すこと．微生物が死なない可能性はありますが，「少なくとも病気のもとにはならないよ」という状態です．一般にヒトに対して有害な微生物に対しては「どれで消毒しよう？」というおはなしになってきます．

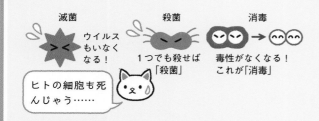

滅菌　ウイルスもいなくなる！

ヒトの細胞も死んじゃう……

殺菌　1つでも殺せば「殺菌」

消毒　毒性がなくなる！これが「消毒」

消毒剤（消毒薬）は，強さで3段階に分かれています．

みなさんなじみのあるエタノールは中間の強さのブロックですよ．

「強い」ブロックにあるのはグルタラール．これはウイルスを含めて全部の微生物に効きますが，残念ながらヒトには使えません．ヒトの細胞まで壊されてしまう，ということです．

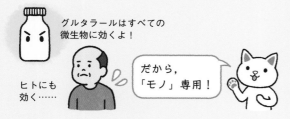

グルタラールはすべての微生物に効くよ！

ヒトにも効く……

だから，「モノ」専用！

「中間」ブロックに含まれているのは次亜塩素酸ナトリウム，ポビドンヨード，フェノールとエタノール（消毒用アルコール）です．

まず，フェノールはエタノールより効く微生物が少なく，一定の薄さにしないと捨てられない（排出規制）ので，出番は少なめ．

続く次亜塩素酸ナトリウムとポビドンヨードは，エタノールより効く相手は多いのですが，次亜塩素酸ナトリウムはモノに使えても，ヒトには使えません．ポビドンヨードは手術にも使える（ヒトの皮膚に使える）意味では安心なのですが……数分待つ必要があって「すぐ使いたい！」ときにはお役に立てません．

だからすぐ使える（すぐ乾く）エタノールがよく使われるのです．エタノールは便利な消毒薬ですが，すべての微生物に効くわけではありません．「芽胞を作る細菌」，「カビのような真菌」，「ノロウイルスのようなエンベロープのないウイルス」には，エタノールが効かないか効きが不十分です．あと針刺し事故で問題になるHBV（B型肝炎ウイルス），HCV（C型肝炎ウイルス）にも（エンベロープはあるのですが）エタノールが効きません．

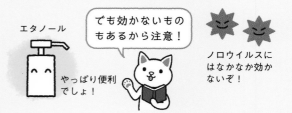

エタノール

でも効かないものもあるから注意！

やっぱり便利でしょ！

ノロウイルスにはなかなか効かないぞ！

「消毒薬としてエタノールは便利，でも万能ではない」こと，わかりましたね．だからエタノールの効きが悪い（もしくは効かない）微生物はよく聞かれることになります．微生物学などでこれらの名前が出てきたら，「あ！エタノールじゃ対応しきれないんだ！」と意識するようにしてくださいね．とくに「針刺し事故のHBV」は国家試験でも出てくる可能性が高いですよ．

HBV：hepatitis B virus，B型肝炎ウイルス
HCV：hepatitis C virus，C型肝炎ウイルス

〈アナフィラキシーショック〉

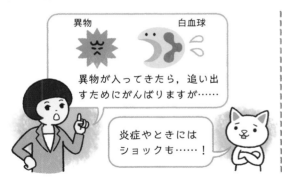

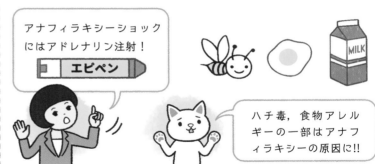

「異物排除」という点では免疫系はとても優秀なのですが，過剰に，かつ全身レベルで起こると大変なことになります．全身の毛細血管が広がり血液が末梢に極端に偏った結果，全身細胞に酸素とグルコースを届けるために必要な血液量（循環血液量）が減ってしまうのです．つまり「心臓や脳に行く血液が足りない！」ということですね．

心臓に行く血液が足りないと，心臓はポンプの役目を果たせません．脳に行く血液が足りないと，各種中枢が働かなくなってしまいます．もちろん生命維持のために交感神経系に命令を出させて，脳や心臓に向かう血液を

増やそうとしますが……間に合わないこともあります．

だから，アナフィラキシーショックとわかったら一刻も早くアドレナリン注射！　アドレナリンで強制的に交感神経系優位モードに切り替えてあげる（末梢血管を狭めて，生命維持のほうに循環を優先させる）のです．

こんな怖いアナフィラキシーショックの原因としては，食物アレルギー（の一部）とハチ毒によるアレルギーがあります．全部の食物アレルギーがアナフィラキシーショックを引き起こすわけではありませんが，食物アレルギーとハチ毒は生命に大きくかかわることを覚えておいてくださいね．

〈血圧が上がる原因〉

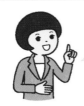

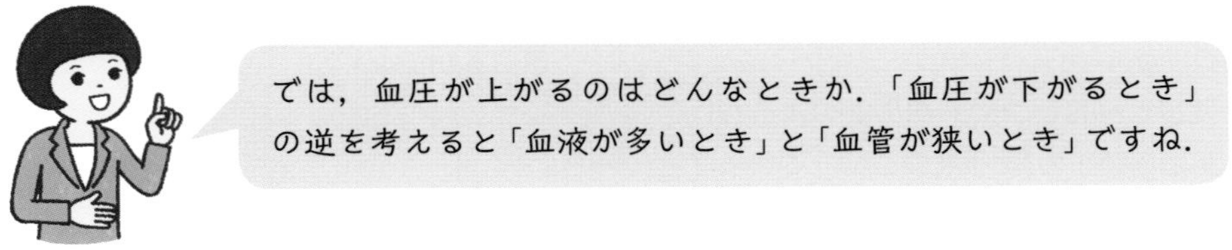

では，血圧が上がるのはどんなときか．「血圧が下がるとき」の逆を考えると「血液が多いとき」と「血管が狭いとき」ですね．

血圧上昇の原因は……

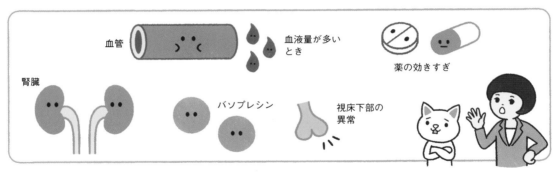

血管　血液量が多いとき　薬の効きすぎ　腎臓　バソプレシン　視床下部の異常

血液が多い（体内循環量が多い）ということは，体内に水分が多いということ．尿の排出が不十分か，持続的に水分が多い可能性があります．

尿の排出に関係しているのは腎臓はじめ泌尿器系．そして尿量に主に関係するのはバソプレシンです．下垂体後葉から出るバソプレシンは，主に近位尿細管に作用して原尿から水とナトリウムイオンを再吸収します．バソプレシンは「抗利尿ホルモン」．「尿を出すことに抗（あらが）う」なので，バソプレシンが出ると尿量が減ります．バソプレシン欠乏症では尿が出すぎて（体内水分量が減りすぎて），干からびてしまう危険のある「尿崩症」ということも，一緒に頭に入れておきましょう．

バソプレシンが出すぎると……尿量が減りすぎます．余った水分をうまく外に出せないので，体中水だらけ．これでは体内水分量が多すぎて，血圧が上がってしまいますね．

バソプレシンの出すぎの原因については「尿崩症を治そうとして薬が効きすぎた！」はイメージできますね．あと，ホルモン自体の産生過剰（下垂体腫瘍）の可能性もあります．意外と抜けやすいのが視床下部異常（腫瘍など）．視床下部は下垂体をコントロールする立場にありましたね．影響を受けるのが下垂体前葉だけではなく，下垂体後葉まで及ぶ可能性があることも意識しておきましょう．

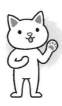

バソプレシンの働きをもう一度見直してみると……「水とナトリウムイオン」を再吸収していました．ナトリウムイオンは細胞外に多い水と仲良しのイオンでしたね．

知識がつながる！ 血液の浸透圧を守るもの

水と仲良しなナトリウムイオン．そんなナトリウムイオンは，血液の浸透圧（ぎゅうぎゅう度合い）を保つ働きがあります．

血液の浸透圧を保つのはナトリウムイオンだけではありません．血漿タンパク質のアルブミンも，血液の浸透圧を維持してくれます．

アルブミンは間接ビリルビンや一部の薬のような「水（血液）にうまく溶けないもの」と手をつないでくれます．アルブミンと手をつないだ間接ビリルビンや薬は，無事に血液に乗って流れることができます．これが「アルブミンは輸送タンパク」とよばれる理由です．

先ほど「腎臓の糸球体が出血すると，体にとって必要なものが足りなくなってしまう」ということをおはなししました．穴だらけになった糸球体からアルブミンが出ていっ

てしまうと，尿にタンパク質が出ることになるので「タンパク尿」．血液のほうから見れば「低タンパク血症」になってしまいます．こうなると薬の効きも，ビリルビンの動きも変わってくることに．とくに濃度に注意しなくちゃいけない（主作用の濃度と中毒濃度の近い）薬では，要注意ですからね！

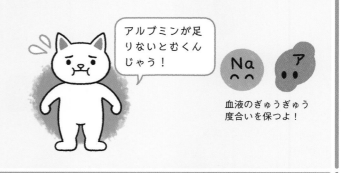

アルブミンが足りないとむくんじゃう！

血液のぎゅうぎゅう度合いを保つよ！

〈水とナトリウムイオン〉

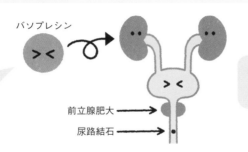

バソプレシン

尿量（＝体の外に出ていく水分）をコントロールしているけど……

前立腺肥大 →
尿路結石 →

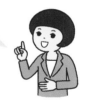

尿ができても体外に出せないと大変ですね.

　水が動けば，ナトリウムイオンも動きます．そしてナトリウムイオンが増えると，それを薄めようとして「水を飲む（飲水行動）」につながります．これ，p.77の「海水を飲むとのどが余計に渇く」おはなしですね．「塩気の強いものを食べると，水が欲しくなる」といえば，体感的にわかるはず.

　だから味の濃いもの（塩分（NaCl）が多く含まれていることが多い）は，血圧が上がることになります．「1回だけ」なら，飲んだ水で体内水分量が増えてもバソプレシンはじめ腎臓の働きで尿として排出されてそれっきりです．でも，それが毎食だったら．尿として余った水分を排出し終わる前に，次のナトリウムイオンが入ってき

て，また水を飲んで……いつまでたっても血圧は高いままです．これでは先ほど確認した「血圧上がりすぎは出血要注意」が赤信号！　もうみなさんは「高血圧の人は減塩食」の意味がわかりましたね.

＊

　「尿を出せる」ことを前提としておはなしを進めてしまいましたが，腎臓はじめ泌尿器系のどこかに異常があったら尿を体の外に出せません．「途中で詰まった！（尿路結石など）」，「狭くて通れない！（前立腺肥大症）」など，泌尿器系異常も血圧に関係してくる可能性がありますね.

〈血管が狭くなるとき〉

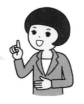

では，血管はどんなときに狭くなるのか．先ほどの逆ですから……交感神経系優位になれば，平滑筋が収縮して血管（主に毛細血管）が狭くなります.

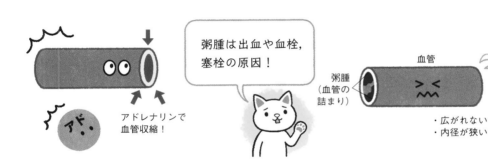

アドレナリンで血管収縮！

粥腫は出血や血栓，塞栓の原因！

血管

粥腫（血管の詰まり）

・広がれない
・内径が狭い

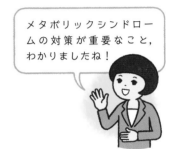

メタボリックシンドロームの対策が重要なこと，わかりましたね！

「白衣の人を見ると血圧が上がる（白衣症候群）」は，白衣を着ている人（お医者さんや看護師さん）を見て緊張している（交感神経系優位モードになっている）……ということ．深呼吸などでうまく副交感神経系優位になれるよう（少なくとも明らかな交感神経系優位モードから脱出できるよう）誘導してあげてください．

ほかにも，交感神経系の伝達物質アドレナリン過剰でも血圧が上がることになりますね．アドレナリンの産生場所は副腎（副腎髄質）．副腎の腫瘍や薬による刺激があったら，血圧が上がりますよ．

忘れてはいけないのが下垂体や視床下部の異常．副腎皮質刺激ホルモン（ACTH）の過剰は，程度によっては皮質だけでなく髄質にも影響が出る可能性がありますよ．

「広がらなくなる」も，広い意味では「狭いとき」になります．血液の勢いが強いときに広がってくれないなら，血液の押す力は強い（血圧が高い）ままですからね．血管の平滑筋や平滑筋に弛緩を命じる神経系（副交感神経系）の異常が考えられます．とくに副交感神経系は神経伝達物質にアセチルコリンを使っていますから，抗コリン薬などの「薬」が原因の可能性は忘れないでくださいね．

「血管が狭いとき」は，血管全体が狭くなることに限られません．血管の内側が狭くなれば，血液が血管を（管の中を通り抜けようとして）押す力は上がりますよ．

ここで出てくるのが粥腫（アテローム）．粥腫というのは血管内皮細胞にたまってしまった脂質を主成分とする塊のこと．分厚くたまってしまうと，血液が通れるところがとても細くなってしまいます．同時に血管壁の弾力も失われてうまく伸び縮みできなくなりますから，先ほどの「広がらなくなる」にもつながりますね．粥腫がはがれると出血し，止血されるとかさぶた（血栓）に．さらに血栓がはがれると出血と塞栓（流れていって詰まった！）の危険です．

これは脂質代謝異常（以前は「高脂血症」）が出てくるおはなしですね．脂質代謝異常は消化器系と内分泌系が関係し合っているところ．同じように消化器系と内分泌系が関係し合うものに，糖尿病もありますよ．

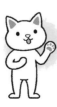

糖尿病，脂質代謝異常，高血圧……見事にメタボリックシンドロームの完成です．これらは単独で治療しようとしてもうまくいきません．全部を少しずつ改善していく必要があるのです．この関連性に気がつくと，「早期発見・介入の必要性」の理解が進みますよ．

ACTH：adrenocorticotropic hormone，副腎皮質刺激ホルモン

知識がつながる！ メタボリックシンドロームのおはなし

「メタボ対策」などの言葉でよく耳にするメタボリックシンドローム．これは内臓にたまった脂肪が，各種代謝異常と高血圧を引き起こし，さらには動脈硬化になってどんどん悪化が加速していくことからできた考え方です．

消化器系と内分泌系がうまくバランスを取れなくなり脂質が多くなると，余った分を貯蔵しても（内臓脂肪）血液中に脂質があふれている状態になります．これが脂質代謝異常（以前は「高脂血症」）．ここに悪い刺激が加わると，血液中の脂質が血管内皮にたまり始めてしまいます．血管内径が狭くなると高血圧，でしたね．

 脂質が血管内皮にたまって，血管内径がせまくなる！

 高血圧だね！

そもそも消化器系と内分泌系のバランスが取れなくなっている以上，血糖値にも問題が出ている可能性があります．

糖質代謝異常……これは糖尿病ですね．糖尿病は空腹時も血液中に糖が多く，普段よりも「ぎゅうぎゅう」の状態．薄めるために，いつもよりもたくさん水分をとりたくなります（飲水行動）．水で薄まって，増えた水分と一緒に尿として体の外に出ていくならいいのですが，薄まりきる前にまた糖が入ってきたら終わりません．そもそも水分として甘みの含まれているものを飲んでいたらきりがありませんね．体内に水分が多い状態が続くと……ずっと高血圧です．「ナトリウムイオン多すぎ（塩分過多）！」と同じことですね．高血圧は，動脈硬化が加速し，出血原因にもなりますよ．

 糖が血液中に多いと薄めたくなるね！

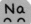 ナトリウムイオンが多いときと同じ！

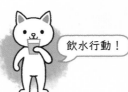 飲水行動！

悪化加速の意味，具体的にイメージできてきましたね．では，どこから手をつければいいのか．

運動が，すべての段階に効く重要対策です．運動によって血圧が瞬間的に上がり血管が伸びて（もとに戻って）縮むことで，血管の収縮力が改善される可能性があります．運動によってATPをたくさん作る必要が出れば，細胞がインスリンの号令をちゃんと聞くようになる（血中グルコースを取りこむようになる，＝血糖値が下がる）可能性があります．

そして「血液中のグルコースだけではATPが足りない！」ということになれば，肝臓が貯蔵しておいた内臓脂肪や血液中の脂質をもとに糖を作る（糖新生によって脂質が減る）ことで，脂質異常が改善する可能性もあるのです．しかも脂質が血管内皮にたまるきっかけの「悪い刺激」を減らすこともできます．いいことずくめですね．

だからこそ「運動」の第一歩として，「ラジオ体操も立派な運動！」というおはなしを「体温編」のコラム（p.42）で紹介したのです．

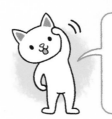 運動はどの段階にも効く重要対策だよ！ラジオ体操も立派な運動だからね！

メタボリックシンドロームがもとでヒトの命が奪われるとき，脳血管障害（脳出血や脳梗塞），心血管障害（虚血性心疾患など）の形をとります．これらは衛生統計を勉強すると，一定年齢以上の死因上位に必ず出てきます．ヒトの生命に少なからぬ影響のあるメタボリックシンドローム．国家試験でもよく出てきますから，早く全体像を理解しちゃってくださいね！

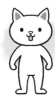 以上，「血圧が上がるとき」と「血圧が下がるとき」のおはなしでした．「上がりすぎ」「下がりすぎ」のときに何が起こるかを確認しつつ，血圧変動の原因をまとめてみてください．ここまでのおはなしで，血圧測定の重要性はわかってくれたはず．血圧測定の方法をみていくことにしましょう．

▶〈ここまで終わったら「宿題コーナー：自分でまとめてみよう！」〉

・1. 血圧の高すぎ・低すぎがなぜ問題になるのかをまとめよう
・2. 血圧が変動する原因を，全身の器官を確認しながらまとめよう

➡p.116へ

今までのおはなしで，血圧は心臓や血管の働きを反映し，ほかのいろいろなところの異常も反映しているイメージがついてきたはず．体温同様，毎日測って体の中の状態を確認したいところです．でも，正しい測り方をしないと血圧計は正しい数値を教えてくれません．正しい使い方を身につけてくださいね．

血圧の測り方

血圧計が血圧を測れるのは「血管が内側から押す力と，外側から加えた力のつり合い」があるからです．

最初に，血圧が「血液が血管を内側から押す力」というのはいいですね．ここに，まわりから強い力を加えて血管をつぶします．血液，流れることができません．そのままだと先にある細胞がピンチになってしまうので，周りから押す力を少しずつ弱くしていきます．すると途中で「血液が流れ出す地点」があります．

「心臓から勢いよく血液が流れてきたときだけはちゃんと流れることができるぞ！」という地点が収縮期血圧です．このとき，狭いところに勢いよく血液が流れるので，音が出ます．さらに周りの力を弱くしていくと，血液の流れが最も弱くなっても血管の中を引っかかりなく流れられるようになります．拡張期血圧ですね．

引っかかりがないということは，流れが妨げられないということ．流れが妨げられなくなると，今まで聞こえていた音が聞こえなくなります．この収縮期血圧から拡張期血圧の間聞こえていた音をコロトコフ音といいます．聴診器を体とマンシェット（カフ）の間に入れておくと，コロトコフ音を聞くことができます．

でも，聴診器といえども体の奥深くにある特定の血管の音だけを聞き取るのは至難の業．そもそも「狙った血管だけを押さえてつぶす」こと自体考えにくいですよね．だから「体の表面近くで，かつ，勢いよく血液が流れるところ（動脈）」があるといいですね．

これ，一緒に確認しましたよね．「脈拍（脈をとれるところ）」（p.66）のおはなしです．その中でまわりにマンシェット（カフ）を巻けそうなところは……上腕（肘の近く）が一番楽にできそうですね．だから実習でも上腕で血圧を測ることが多いですよ．

下肢で血圧を測ることもあります．これまた脈拍のところで「下肢の脈拍に左右差が！」とおはなししたところです．左右差があったら，狭窄・塞栓の可能性でしたよ．

マンシェット（カフ）の押す力（圧力）がちゃんと血管に伝わるように隙間なく上腕にマンシェット（カフ）を巻いて，聴診器はできる隙間が少なくなるようにダイアフラム面を腕に当てて，聴診器がちゃんと上腕動脈の上にあれば，空気を抜いて圧力を下げている途中でちゃんとコロトコフ音が聞こえてくるはずです．

＊

　ここまでが血圧測定の基本．ちゃんと血液の押す力と血圧計の圧力の関係をイメージできましたか？　これをベッドサイドでやろうとすると……最初は，とてもてこずります．水銀柱血圧計本体が（水平な場所に置こうとすると）かさばることに加えて，マンシェット（カフ）やゴム球をつなぐ管が意外と短いからですね．しかも水銀には取り扱い問題もあります．

上腕動脈

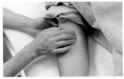

橈骨動脈

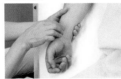

尺骨動脈

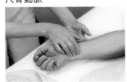

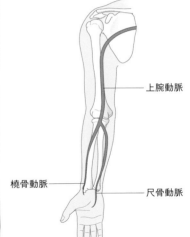

上腕動脈

橈骨動脈

尺骨動脈

知識がつながる！　## 水銀（と四大公害病）のおはなし

　水銀は「測る」という意味では，とても便利な物質です．だけどちょっと形が変わった「有機水銀」になってしまうと，ヒト（生物）にとって有害になってしまいます．

　四大公害病の水俣病と新潟水俣病の原因はメチル水銀（有機水銀）．メチル水銀は脂肪にたまりやすかったため，意外と脂肪が多い脳に悪影響が強く出ることに！　激しい中枢神経障害（感覚障害・言語障害，振戦）が特徴で，胎盤経由の胎児性水俣病では骨に対する悪影響の奇形も多く出ましたね．

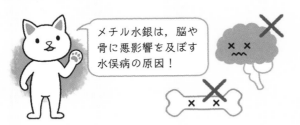

メチル水銀は，脳や骨に悪影響を及ぼす水俣病の原因！

　同じく四大公害病のイタイイタイ病の原因はカドミウム．カドミウムは腎臓と肝臓にたまります．とくに腎臓で尿細管を傷つけて，原尿からの再吸収が邪魔されてしまいました．腎臓自体の働きも悪化したため，ビタミンDの活性化もストップ．……結果，骨は材料のリン酸再吸収もカルシウム再吸収もできなくなり，著しい骨量低下が起こりました．「脈をとろうと腕を動かしたら骨折した」という話があるくらいです．カルシウム不足で筋肉も動かなくなってしまいましたよ．

イタイイタイ病の原因のカドミウムは腎臓と肝臓にたまるよ！

腎臓が働かない
↓
ビタミンD活性化がストップ
↓
リン酸・カルシウムの再吸収ができず，骨量低下

　残り1つの四大公害病は四日市ぜんそく．硫黄酸化物（SOx）が上気道粘膜を刺激して，粘膜のむくみ（粘膜浮腫）と分泌亢進を引き起こしました．気道が狭くなって，気管支ぜんそくや慢性気管支炎……これは先ほどのおはなしからわかりますよね．

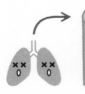

硫黄酸化物（SOx）で粘膜浮腫と分泌亢進……

気道がせまくなるね……四日市ぜんそくだよ．

　これらの四大公害病の原因物質は工場から出た物質．水銀は合金や各種測定器具（有機水銀は農薬や触媒使用など）に使われるもの．カドミウムは電池（ニッケルカドミウム電池）の電極や顔料，メッキの材料として使われるもの．硫黄酸化物は石油コンビナートでの加工中にできたもの．確かに私たちの生活を便利にしてくれたのですが……結果としてヒト（生物）に与える害のほうが大きかったのです．

水銀には問題があるので，近年ではデジタル血圧計が使われます．最初に圧をかけるところから，圧力を減らすところまで全自動．スイッチを押して，ブザーが鳴るまで待つだけなのですごく楽です．でも，電池残量には注意ですよ．

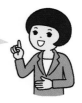

以上，血圧測定についてのおはなしでした．
みなさんは，血圧が意味しているものも，その変動原因も理解できるはずです．最初のうちは測定の難しさに追われてしまうかもしれません．でも，できるだけ「この血圧は何を意味しているのかな？」を意識するようにしてください．そうすれば「高すぎ！」「低すぎ！」というときに，体の中で何が起こっていて，どうすればいいのかがつながってくるようになりますよ！

▶〈ここまで終わったら「宿題コーナー：自分でまとめてみよう！」〉

・1．血圧を測る場所と血圧の測り方を，図を使ってまとめておこう（動脈名も忘れずに！）
・2．聴診器の使い方をまとめておこう（血圧測定時に腕に当てるのはどちらの面？　どうして？）　➡p.118へ

p.96〜98

自分で書き込もう！宿題コーナー

〈 血 圧 〉

1. 血圧ってなんだろう？

◎ 心臓の4つの部屋の収縮と4つの弁の閉まるタイミング，収縮期血圧と拡張期血圧のタイミングをイラストや図を使ってまとめてみよう（大事なところだけはずれないように注意して！）

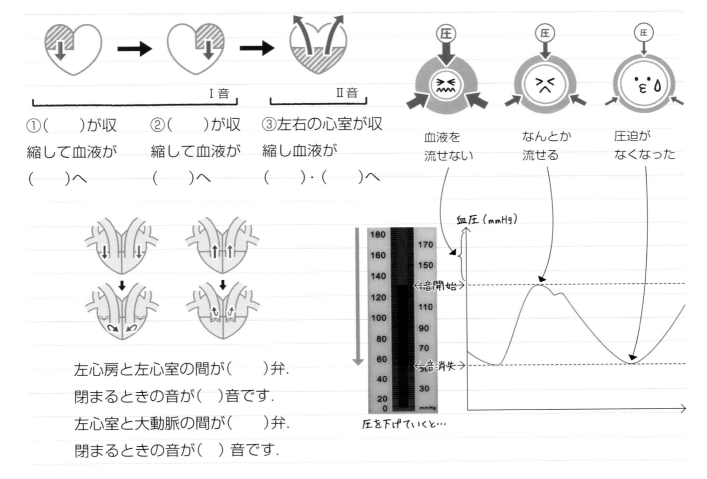

① ( )が収縮して血液が
( )へ

② ( )が収縮して血液が
( )へ

③左右の心室が収縮し血液が
( )・( )へ

血液を
流せない

なんとか
流せる

圧迫が
なくなった

左心房と左心室の間が（ ）弁.
閉まるときの音が（ ）音です.
左心室と大動脈の間が（ ）弁.
閉まるときの音が（ ）音です.

圧を下げていくと…

◎ （上で確認したタイミングをもとに）聴診器を使って心音を
聞いてみよう（ちゃんとⅠ音とⅡ音を聞き取れるかな？）

p.100〜104

2. 血圧が上下する原因を理解しよう

◎ 血圧の高すぎ・低すぎがなぜ問題に なるのかをまとめよう

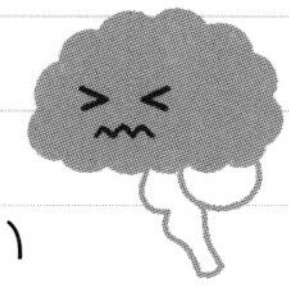

<u>血圧が低すぎると</u>

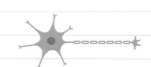

- （　　　）（神経系・内分泌系）まで（　　　　）が届かない

  →呼吸はじめ反射中枢がストップ

<u>血圧が高すぎると</u>

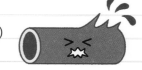

- （　　　）（瘤，解離も）してしまう（大動脈の出血は生命の危機！）
- 毛細血管の出血も，実は大問題

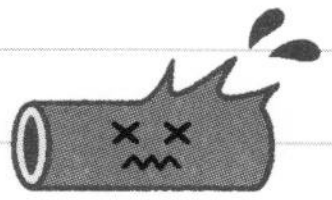

（　　　）出血　　　　　　　　　　　　　　　腎臓の（　　　　）の破綻

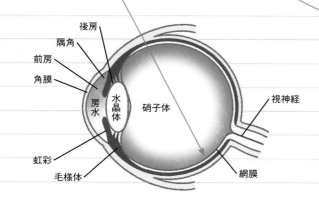

後房
隅角
前房
角膜
房水
水晶体
硝子体
視神経
虹彩
毛様体
網膜

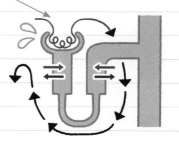

※（　　　　）の三大合併症の2つ！（あと1つは末梢神経障害）

p.104〜110

◎ 血圧が変動する原因を，全身の器官を確認しながらまとめよう

<u>血圧が下がる原因</u>

- 出血
- 脱水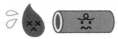
- 血管（　　　）：（　　　　）神経系優位

    （神経伝達物質：アセチルコリン）

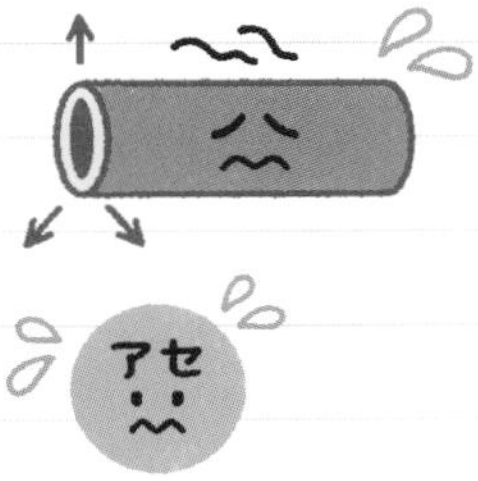

- （　　　　　　　　　　　　）：食物やハチ毒

薬が原因のときもあるよ！

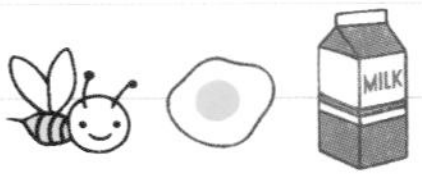

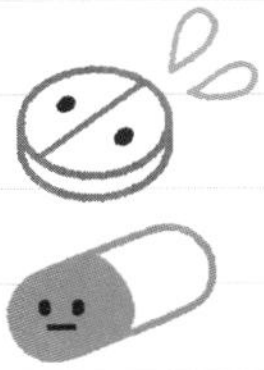

<u>血圧が上がる原因</u>

- 運動（活動）
- （　　　）神経系優位

- （　　　）増加　飲水量増加（ナトリウムイオンを薄める！）

- 排出量減少：泌尿器系障害

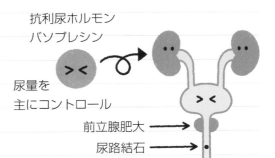

抗利尿ホルモン
バソプレシン

尿量を
主にコントロール

前立腺肥大 →

尿路結石 →

- 血管（　　　）（（　　　）神経系，薬）
- （　　　　）減少：粥状硬化

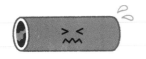

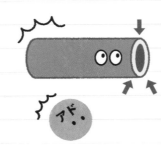

3. 血圧の測り方

◎ 血圧を測る場所と血圧の測り方を，図を使って まとめておこう（動脈名も忘れずに！）

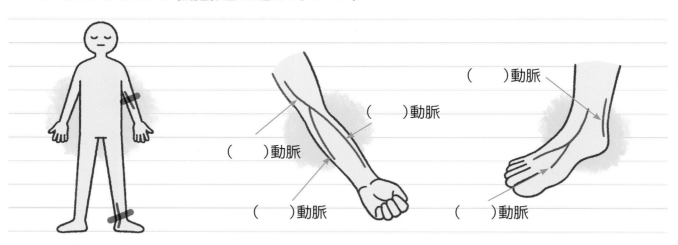

（　　　）動脈

（　　　）動脈

（　　　）動脈

（　　　）動脈

（　　　）動脈

◎ 聴診器の使い方をまとめておこう （血圧測定時に腕に当てるのはどちらの面？　どうして？）

ベル面，ダイアフラム面は それぞれどんな音が得意か もまとめておこう（p.4）.

心臓は（　）い音

消化器系は（　　）音

呼吸音は（　）い音！

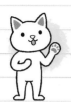

血圧を測るとき には隙間を減ら したいよね.

 ➡

マンシェットの隙間 に入れると……

隙間が小さい！

 ➡

隙間が大きい！

だから，マンシェット（カフ）の隙間に入れることを考えると

（　　　　　　　　）面を腕や足に当てるとよい！

2章-4

バイタルサインと解剖生理

呼吸

- 呼吸をするためには何が必要？
- 呼吸数とその変動
- 呼吸補助のいろいろ

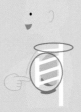

呼吸

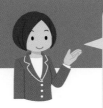

これまでのおはなしは，血液中に酸素があることが前提でした．でも酸素を体に取り入れるためには「呼吸をすること」が必要ですね．「呼吸が止まると死んでしまう！」のは，酸素を体に取り入れられなくなるから．酸素がないとグルコースから十分なATPを作れないおはなしは，基礎生物や生化学で勉強するはずですよ．ここで改めて「呼吸をする」ためには何が必要か考えてみましょう．「そんなの，呼吸器系でしょ？」と一言で片づけてしまうのではなく，具体的にイメージしながらみていくことにしましょう．

呼吸をするためには何が必要？

呼吸は，空気中の酸素を体（血液中）に取り入れること．基礎生物や生化学では「広い意味での呼吸」にあたるところですね．最終的に細胞がATPを作る「狭い意味での呼吸」の大前提です．呼吸に何が必要かを「呼吸器系」の一言で片づけてしまわずに，もう少し細かく分けてみていきますよ．「通り道（気道）」，「交換所（肺胞）」，「きっかけ（分圧）」について確認していきましょう．

通り道、交換所、きっかけを確認しよう！

① 通り道（気道）・交換所（肺胞）・きっかけ（分圧）

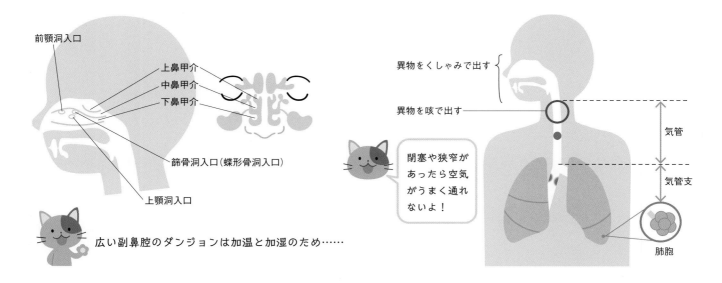

前頭洞入口
上鼻甲介
中鼻甲介
下鼻甲介
篩骨洞入口（蝶形骨洞入口）
上顎洞入口

広い副鼻腔のダンジョンは加温と加湿のため……

異物をくしゃみで出す
異物を咳で出す
閉塞や狭窄があったら空気がうまく通れないよ！
気管
気管支
肺胞

「通り道（気道）」がないと，外からの空気が肺（肺胞）まで届きません．鼻腔・副鼻腔，（場合によっては口腔），咽頭，喉頭，気管・気管支が気道です．

救急救命のABCのA（Airway：気道確保）ですね．姿勢の変動などでつぶれてはいけませんから，太い気管には軟骨がついています．必要に応じて太さを変えることができるように，気管や気管支には平滑筋もついていますよ．

気道がふさがってしまうと，空気が通れません．そんなとき，ヒトは肺の中に残っている空気を勢いよく押し出して「ふさがっているもの」を押し出そうとします．これが「むせ」．

外部から力を加えると「ハイムリック法」になります．「勢いよく空気を押し出す」ためには，平滑筋が収縮して気道を狭くすることが必要．でも異物押し出しの必要性とは別に，気道が狭くなってしまう「気管支喘息」には困ってしまいますね．

知識がつながる！ 気管支喘息の簡単なおはなし

気管や気管支が狭くなりすぎて，気道に十分な空気を通せないのが気管支喘息．この発作は夜間や明け方にひどくなりがち．その理由は「副交感神経系優位」です．

気管や気管支には平滑筋がついていて，交感神経系優位状態のときにたくさんATPを作れるように空気の通り道を広げる（弛緩）ようになっています．

リラックスモードの夜は，副交感神経系が優位な状態ですね．副交感神経系優位状態では，気管や気管支が狭まって（収縮）しまいます．だから夜間や明け方に気管支喘息がひどくなってしまうのです．ちゃんと眠れないとホルモンやグルコースの回復などが不十分になって治りが遅くなってしまいます．それは困るので，点鼻薬などを使うことになると思います．

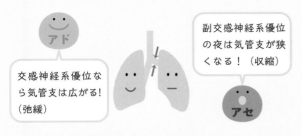

点鼻薬は効きが早くて便利なのですが，量を間違えると取り返しがつきませんので要注意！「どうして点鼻薬の効きが早いのか」については，薬理学で勉強するはず

ですからね．

そしてここでもう1つ覚えておいてほしいこと．タバコは，気管・気管支粘膜にとって強い刺激物．刺激があると痰が出て，空気の通り道が狭くなります．さらに刺激を受けて，異物を排除するために白血球たちが集まって炎症が起こり，腫脹のせいでさらに空気の通り道が狭くなってしまうのです．

タバコの害は通り道にとどまりません．肺がんや中枢異常（依存）にも関係します．さらには妊婦の場合，末梢神経収縮のせいで胎児に届く酸素やグルコースなどが不十分になり，早産や低出生体重児の危険すらあるのです．

気管支喘息に限った話ではありません．嗜好品といえども，やっぱり「タバコはダメ！」ですからね．

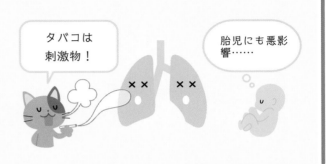

〈ガス交換〉

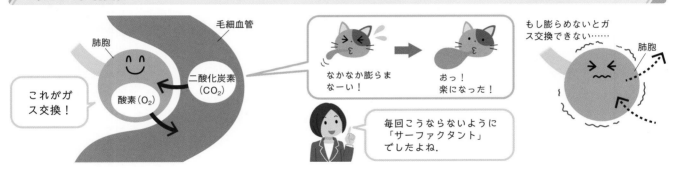

空気が気道を通ったら次は「交換所（肺胞）」です．肺胞の周りには毛細血管がたくさん．肺胞の細胞も毛細血管壁もどちらも薄いので，酸素や二酸化炭素の行き来を邪魔しません．この酸素・二酸化炭素の行き来が「ガス交換」．呼気が体の外に出るまでを指して「ガス交換」とよぶこともありますよ．

肺胞はゴム風船のようなもの．息を吐いた（呼気）ときに肺胞がぺちゃんこになってしまうと，再び空気を入れるときに強い力が必要になってしまいます．それを防ぐのがサーファクタント．「これが完成する前に産まれてきてしまうと大変」ということは，「体温（未熟児の皮下脂肪）」（p.35）のところでおはなししましたね．

肺胞が膨らまないと，中に空気が入りません．これではうまくガス交換ができませんね．隣の肺胞とくっつかないためにある中膜が硬くなってしまうと，肺胞が膨らまなくなってしまいます．これは肺胞が拘束されているイメージですね．

拘束タイプの原因として，アスベスト（石綿）があります．アスベストによる呼吸障害（じん肺：肺線維症）は，有機水銀の水俣病，カドミウムのイタイイタイ病，大気汚染の四日市喘息のような目立つ公害病ではありません．でもまだ至るところに残っている（断熱材として建物内部に）公害病ですから，ちゃんと覚えておいてくださいね．

また，肺胞に入ってくる空気が少なくてもうまくガス交換できません．こちらは気道の狭窄・閉塞がイメージできると思います．

「ガス交換できない」という結果は同じですが，問題解決の方法は違ってきます．これを見分けるために出てくるのが，スパイロメーター検査による（スパイログラムからわかる）1秒率や％肺活量です．

知識がつながる！ 簡単なスパイログラムのおはなし

スパイロメーターという機械で測った結果をグラフにしたのが，スパイログラム．「吸って吸って……一気に吐いてー！」という検査です．

用語を確認しておきましょう．
普通の呼吸（スーハー）で出る空気の量が「1回換気量」．吸える限界まで吸った後，限界まで吐いたときに出た空気の量が「最大換気量（努力性肺活量）」です．これを一般に肺活量といいますね．

でも，まだ肺の中には空気が残っています．これが残気量．緊急事態（「ガスの充満した部屋の中に入っちゃった！」など）のときに，すぐに倒れるのを防ぎ，脱出を可能にしてくれる大事な残りですよ．

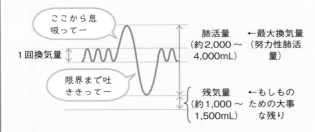

検査で「吸える限界まで吸ったら，できる限り一気に吐ききって！」と言われることがあります．その検査でわかるのが「1秒率」．「最初の1秒で吐き出した空気は，最大換気量（努力性肺活量）の何％にあたりますか」をみるものです．これが低いと，通り道にあたる気管や気管支が狭いというサイン．気管支喘息が代表で，まとめて「閉塞性疾患」とよばれます．

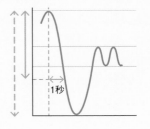

最初の1秒で「最大換気量の何％？」が1秒率！
少ないと通り道が狭い「閉塞性疾患」かも．

また「性や年齢，体格から計算した予測肺活量の何％を実際に吐き出せたか」をみるのが「％肺活量」．これが低いと，本来吐き出せるはずの量を吐き出せていない（イコール，吸えるはずの量を吸えていない）ので，肺胞がうまく膨らめていないサイン．アスベスト（石綿）が原因の1つの肺線維症（肺胞周囲が硬くなるので間質性肺炎とほぼ同じ）が代表的な「拘束性疾患」です．

スパイログラムからは出ていないけど，「『予測肺活量』の何％？」が「％肺活量」だね！
少ないと，肺胞が膨らめていない「拘束性疾患」かも．

この「閉塞性」「拘束性」という分類は国家試験でもよく出てきます．単に言葉だけ覚えるのではなく，「どこが，どうなったから，閉塞なのか，拘束なのか」を，呼吸に必要なものを整理しつつ理解していくようにしましょうね．

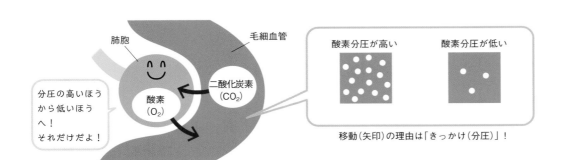

移動（矢印）の理由は「きっかけ（分圧）」！

別に難しくないでしょ？

気道に問題がなく，肺胞も膨らんで……．実は，これだけではガスの交換はできません．酸素と二酸化炭素が移動する「きっかけ（分圧）」が必要です．

分圧というと難しく聞こえますが……「ぎゅうぎゅう（狭いところ）からすかすか（広いところ）へ」それだけです．空気は血液よりも酸素がぎゅうぎゅう．これを「血液よりも空気のほうが酸素分圧が高い」と言いますね．

二酸化炭素は空気よりも血液にぎゅうぎゅう．こちらは「空気よりも血液は二酸化炭素分圧が高い」になりますね．

だから酸素は空気から血液のほうに移動し，二酸化炭素は血液から空気のほうに移動するのです．これが「きっかけ（分圧）」．一度イメージをつかんでしまえば，何も難しいことではありません．

② 呼吸のためにさらに必要なもの：筋肉・骨格・中枢

ここまで，「通り道（気道）」「交換所（肺胞）」「きっかけ（分圧）」について簡単におはなししてきました．でも，これだけでは空気が入っていきませんし，空気が出ていきません．肺には筋肉がついていませんから，自力で動けないのです．そこで出てくるのが呼吸筋群．そして肋骨・胸骨・椎骨などの骨格と，呼吸筋群をコントロールする呼吸中枢も必要ですね．

〈腹式呼吸と胸式呼吸〉

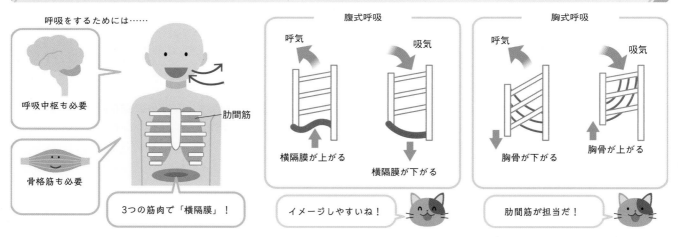

呼吸をするためには……

呼吸中枢も必要

骨格筋も必要

肋間筋

3つの筋肉で「横隔膜」！

腹式呼吸
呼気　吸気
横隔膜が上がる　横隔膜が下がる
イメージしやすいね！

胸式呼吸
呼気　吸気
胸骨が下がる　胸骨が上がる
肋間筋が担当だ！

呼吸には筋肉が必要ですが，そこで働くのは1つの筋肉ではありません．横隔膜，内肋間筋，外肋間筋，あとは鎖骨周りの筋肉群もまとめて「呼吸筋群」です．横隔膜1つとっても，3つの筋肉でできています．1つの筋肉では，真ん中に食道・大動脈・大静脈の通る穴を作れませんからね．

横隔膜が主に働く呼吸が腹式呼吸．横隔膜が上がると息を吐き（呼気），下がると息を吸います（吸気）．成人（とくに男性）に多い呼吸方法ですね．

内肋間筋と外肋間筋が主に働く呼吸が胸式呼吸．こちらは胸の真ん中にある胸骨が下がると息を吐き，上がると息を吸います．小児や女性に多い呼吸方法です．

知識がつながる！ **胸式呼吸を横から見てみよう**

腹式呼吸と比べてイメージをつかみにくいのが胸式呼吸．胸式呼吸を，体の横から見てみることにしましょう．

胸骨と背骨（椎骨）の間を，斜めに支える形で肋骨がついています．肺が入っている空間（胸郭）は，なんとなく「平行四辺形」ですね．この平行四辺形の大きさ（面積）に注目すると，胸式呼吸がわかりやすくなります．

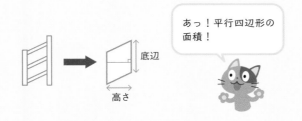

あっ！平行四辺形の面積！

平行四辺形の面積の求め方は「底辺×高さ」．つまり高さにあたる「胸骨と背骨の間」が広がると肺のある空間が広がり，肺胞の中に空気が入ってきます．胸骨と背骨の

間が狭まると，肺のある空間が狭くなり，肺胞から空気が押し出されますよ．外肋間筋が収縮して胸骨が上がると，胸骨と背骨の間が広がります．これが「息を吸う」です．内肋間筋が収縮して胸骨が下がると，胸骨と背骨の間が狭まります．こちらは「息を吐く」ですね．

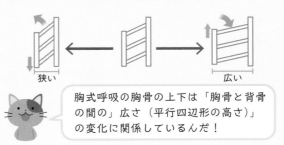

狭い　　広い

胸式呼吸の胸骨の上下は「胸骨と背骨の間の」広さ（平行四辺形の高さ）の変化に関係しているんだ！

この「体を横から見たイメージ」をもてるようになると，胸式呼吸だけではなく，p.85の「脈拍編」のコラム「ABCのCのおはなし」でおはなしした胸骨圧迫心マッサージの位置も納得できるはずですよ．

〈胸郭・肺胞〉

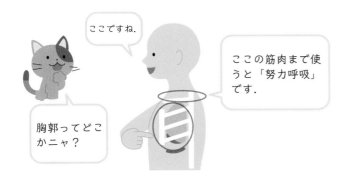

ここですね．

ここの筋肉まで使うと「努力呼吸」です．

胸郭ってどこかニャ？

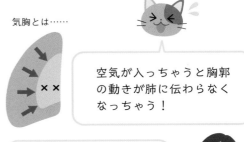

気胸とは……

空気が入っちゃうと胸郭の動きが肺に伝わらなくなっちゃう！

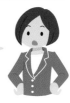

だから，マンシェット（カフ）もすきまなく巻かないといけないのですね．

普段は胸式呼吸や腹式呼吸で十分でも，「もっと酸素をたくさんほしい！」ときもあります．そんなときは鎖骨付近から大きく動かす努力呼吸．運動後の「肩で息をする」状態ですね．

これら筋肉が動いて，直接肺胞の大きさを変えるわけではありません．筋肉群が変えるのは「胸郭の大きさ」です．胸郭は周囲を肋骨・胸骨・椎骨などに囲まれた（上部は鎖骨，下部は横隔膜）空間．肺と心臓が入っている

あの空間です．

胸郭の周囲は空気が入り込まないよう膜で覆われています（空気がないので，周囲を押さない陰圧になっています）．こうしておくと胸郭の大きさが変わると肺胞を周りから押す力（周りの「ぎゅうぎゅう度合い」）が変わります．肺胞周りに大きな力がかかったら，肺胞は縮んで中の空気を気管支（外）へ押し出します．肺胞周りの力が小さくなったなら，肺胞は広がって気管支内の空気を引

き込みます．こうして肺胞から空気の出し入れができるのです．

　だから肺胞と胸郭の間に空気が入り込んでしまうと，胸郭の動きで肺胞の大きさをうまく変えられなくなってしまいます．これが「気胸」ですね．「血圧」のところで「マンシェット（カフ）と腕の間に隙間（空気）が入らないように」といっていたのは，このためです．

〈呼吸中枢〉

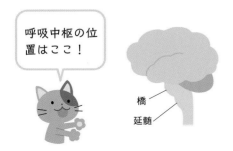

呼吸中枢の位置はここ！

橋
延髄

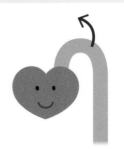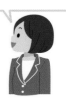

酸素や二酸化炭素の量を呼吸中枢に伝えます．

　呼吸筋群の動きをコントロールするのが呼吸中枢．延髄と橋にあります．中枢でも少し聞きなれない場所かもしれません．延髄は脳と脊髄の連結地点．ちょうど首のあたりですね．橋は延髄のすぐ上．運動担当の小脳のすぐ横にあって，膨大な情報が通るところです．

　延髄が普段直接命令を送る一次中枢，橋は延髄の動きをまとめて調節する二次中枢にあたります．「場所的に下にあるほうが，細かい指示・命令を受ける立場にある」のは，内分泌系と同じ関係ですね．

　中枢に情報を届けるのは「酸素受容体」と「二酸化炭素受容体」．大動脈などの大きな血管に，酸素や二酸化炭素がどれくらいあるかを感じ取るところ（受容体）があっ

て，その情報をもとに呼吸中枢が呼吸筋群に収縮命令を出します．

　決まった情報をもとに，決まった命令を出す……．反射（意図的に命令する必要がない）ですね．橋や延髄には，呼吸中枢はじめ多くの反射中枢が集まっています．橋のすぐ上にある中脳（ここも眼球周りの反射の宝庫）と一緒に，橋と延髄は「脳幹」とまとめられることもあります．「脳幹は生命維持の主役」といわれるのは，呼吸はじめ生きるために必要な反射中枢が集まっているからですよ．

　肺胞に空気を出し入れすることができて，これで呼吸できたと思いきや．まだ，細胞に酸素が届いていませんよ．ここから先を担当するのが血液（赤血球）ですね．

③ 赤血球

〈赤血球と酸素・ヘモグロビン〉

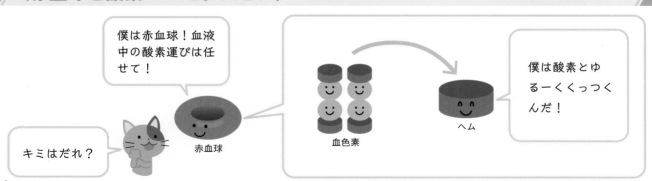

僕は赤血球！血液中の酸素運びは任せて！

キミはだれ？

赤血球

血色素

ヘム

僕は酸素とゆるーくくっつくんだ！

循環器系一般のおはなしは終わっていますが，赤血球についてのおはなしはまだでした．

赤血球は酸素と「ゆるーく」くっついて，細胞のところで酸素を手放してくれます．全くくっつかないと酸素を運べない，ぎっちりくっついたら酸素を手放してくれません．この微妙なゆるさは，ヘモグロビン（のヘム）のおかげです．ヘムの主成分はミネラルの鉄（Fe）ですよ．

赤血球はとても大事なので，各種の赤血球指標（数，MCV，MCH，MCHC，Htなど）があります．これらを勉強する理由は「貧血」があったときに，いち早く原因に気づくためです．

知識がつながる！ 貧血とその種類

「貧血」というのは，細胞が酸素不足で（十分なATPを作れずに）苦しんでいる状態．一番多い（そしてイメージしやすい）貧血は，赤血球が小さい（体積を表すMCVが正常90のところ60くらい）鉄欠乏性貧血．ヘムの主成分鉄が足りないので，働くことのできる赤血球が不足してしまいます．赤血球は寿命が120日と短く，日々作り直しが必要です．それなのに鉄が不足してしまうと，ヘモグロビンが入っていない（ちゃんと働けない）赤血球しかできません．これでは，全身が酸素不足になってしまいますね．

鉄欠乏性貧血が代表！

僕が足りないのかな？ヘムの主成分だよ！

MCV60

逆に赤血球が大きければヘモグロビンがちゃんと入った働ける赤血球かというと，そうでもありません．赤血球が大きい（MCVが正常90のところ120くらい）貧血もあります．赤血球は核がないので，自分で細胞分裂をして増えることはできません．骨髄の中にある造血幹細胞から作る必要があるのですが……その途中で細胞分裂が必要になります．細胞分裂の前に終わらせないといけないDNA合成に必要なビタミンB12や葉酸が足りないと，細胞分裂自体ができません．細胞分裂できないので，成熟した（ちゃんと働ける）赤血球になれない．赤血球は

大きいまま……これが巨赤芽球性貧血．大球性貧血の代表です．

巨赤芽球性貧血が代表！

MCV120

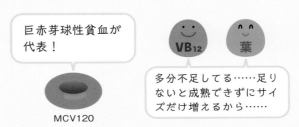

多分不足してる……足りないと成熟できずにサイズだけ増えるから……

じゃあ，赤血球の大きさが正常なら大丈夫かというと……．数が不足したら，十分に酸素を運搬できません．最初は十分な数があっても，赤血球の細胞膜が破れてしまう「溶血」があっては，やっぱり酸素の運搬が不十分になってしまいます．このような正球性貧血（MCV正常の90くらい）はたくさんあるので，もっと細かくみていく必要がありますね．そのときにヘマトクリット（Ht）やMCH，MCHCが使われますよ．

大きさが正常でも破れちゃったら酸素を運べないね！

MCV90　溶血

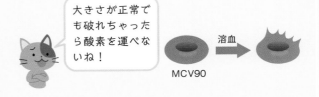

原因がわかれば，食事に鉄やビタミンB12・葉酸の多いものをすすめるといった看護介入で対処できる可能性がありますからね．

DNA：deoxyribonucleic acid，デオキシリボ核酸

〈赤血球の分解〉

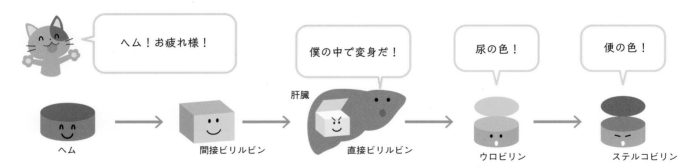

ヘム！お疲れ様！

僕の中で変身だ！

尿の色！

便の色！

肝臓

ヘム　　間接ビリルビン　　直接ビリルビン　　ウロビリン　　ステルコビリン

　赤血球が寿命を迎えると，脾臓で分解されます．このときヘムは取り出されて間接ビリルビンという色素に変わり，血漿タンパク質のアルブミンとくっついて血液中へ．肝臓に着いた間接ビリルビンは，形を変えて水（血液）に溶ける直接ビリルビンに．直接ビリルビンは胆道を通って腸管に出ます．あとは尿の色ウロビリン，便の色ステルコビリンと色を変えて体の外に排出されます．

　このビリルビン排出のどこかで異常が起こると，黄疸が出ます．黄疸というのは，血液中に増えたビリルビン色素（胆汁色素）が，皮膚や粘膜を黄色くしてしまうことです．

　赤血球がちゃんと働いて，血液がちゃんと流れて，細胞のところまで酸素が届けば，「呼吸」の目的を果たせたことになりますね．ATPを作るときに必要なグルコースは，消化器系と内分泌系の担当でしたよ．

知識がつながる！ 黄疸の原因と名称

ビリルビン色素が血液中に増えて，皮膚や粘膜についてしまう黄疸．どこが原因になっているかで，大きく3つに分けられます．肝臓の前，肝臓，肝臓の後ろの3区分ですよ．

たとえば，赤血球が分解される量が増えて，肝臓の処理能力を超える間接ビリルビンが出てきたとします．これが「肝臓の前」が原因の黄疸，「溶血性黄疸」です．赤血球細胞膜が壊れてしまう「溶血」が起こるのが代表例．

〈溶血性黄疸〉

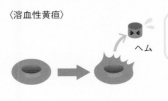

たくさん破れたらヘム（→間接ビリルビン）が多すぎに！

次に赤血球の分解量はいつも通りなのに，肝臓の調子が悪くなると処理しきれなかったビリルビンが出てきてしまいます．こちらは「肝臓」が原因の，「肝細胞性黄疸」です．肝機能不全が代表ですね．間接ビリルビンはもちろんですが，（形を変えきれなかった）直接ビリルビンも増えてくることがありますよ．

〈肝細胞性黄疸〉

処理しきれなかったビリルビンが出てくるよ！

調子悪い……間接ビリルビンを直接ビリルビンにできない……

また，ちゃんと肝臓で直接ビリルビンに変えることができても，腸管に捨てる胆道系が詰まっていては血液のほうにビリルビンが流れ出てしまいます．これは「肝臓の後」で，「閉塞性黄疸」になります．胆道系が石状の塊でふさがった胆石がわかりやすいですね．出口が詰まるせいで，直接ビリルビンだけでなく，肝臓に入る前の間接ビリルビンも増える可能性がありますよ．

〈閉塞性黄疸〉

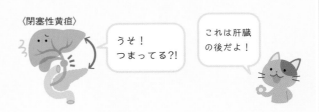

うそ！つまってる?!

これは肝臓の後だよ！

一般的に，黄疸は「肝臓周りのどこかが変だ！」のサインなのですが，「黄疸だけど，おかしいことは起こってないよ」という「新生児黄疸」もあります．

胎児の頃は，お母さんのお腹の中で薄い（濃度の低い）酸素と手をつなぐための「胎児型ヘモグロビン」を使っていました．でも無事に生まれてきたら，もう胎児型ヘモグロビンは用なし．自分の肺で呼吸して，通常の濃さの酸素と手をつなぐための「（成人型）ヘモグロビン」を作らなくちゃいけません．一気に脾臓で胎児型ヘモグロビンを壊すので，3つの区分だと（肝臓の前に原因の）「溶血性黄疸」になりますね．……体の中の働きで，別におかしいところはありません．だから新生児黄疸は「生理的黄疸（おかしいところないよ！）」ともいいます．

〈新生児黄疸〉

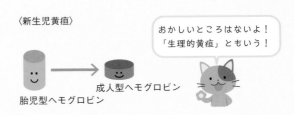

おかしいところはないよ！「生理的黄疸」ともいう！

胎児型ヘモグロビン　成人型ヘモグロビン

とはいえ，間接ビリルビンが血液脳関門が未完成な赤ちゃんの脳に入り込んでしまうと，脳の働きがおかしくなってしまう可能性があります．だからあまりに強い黄疸には，光線療法がとられます．光を当てて，間接ビリルビンを壊してあげるのですね．

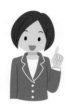

以上，できる限り簡単に「呼吸」に必要なものを確認しました．それぞれの働き，イメージできるようになりましたか？　このどこかに異常があると，呼吸がうまくできなくなってしまいます．「どこが」「どうなると」呼吸がうまくできなくなるかを，一度自分でまとめておくといいですよ．

▶〈ここまで終わったら「宿題コーナー：自分でまとめてみよう！」〉

- 1.　正常な呼吸を（「中枢の情報確認・命令」からスタートして）まとめてみよう（ちゃんと細胞まで酸素を届けることを忘れずに！）
- 2.　呼吸がうまくできなくなる原因をイラストを使って簡単にまとめよう

➡p.139へ

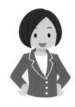

呼吸の意味（必要性）と，呼吸には何が必要かの確認，一段落．では，呼吸がうまくできているか（全身の細胞に酸素がちゃんと届いているか）は，どうやって確認すればよいでしょうか．呼吸中枢が呼吸をコントロールしていることを思い出せば，中枢からの命令（呼吸回数）が多いか少ないかは1つの指標になりそうですね．

ここで，呼吸の多すぎ・少なすぎはなぜ問題になるのかを考えていくことにしましょう．単に「死んでしまうから！」で終わりにしないでくださいね．途中で何が起こっているのかも，一緒に確認していきましょう．

呼吸数とその変動

① 呼吸数が多すぎるとき・少なすぎるとき

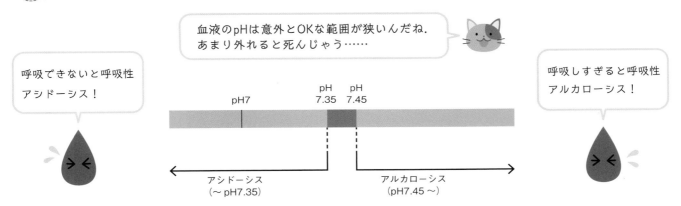

血液のpHは意外とOKな範囲が狭いんだね．
あまり外れると死んじゃう……

呼吸できないと呼吸性
アシドーシス！

呼吸しすぎると呼吸性
アルカローシス！

pH7　pH 7.35　pH 7.45

アシドーシス
（〜pH7.35）

アルカローシス
（pH7.45〜）

　呼吸数が少なすぎるときと言われて，イメージしやすいのは窒息．気道が（何かで）ふさがって，呼吸できない（呼吸数0）の状態です．

　そこまでいかずとも……たとえば普段の呼吸回数の半分になってしまったらどうか．体の中は酸素が足りません．同時に，二酸化炭素を十分に吐き出すことができません．二酸化炭素は水（血液）に溶けて酸性になりますから……呼吸性アシドーシスですね．血液のpHが正常域から大きく外れると，細胞は生きていられませんでした．そうならないように呼吸中枢がコントロールしてくれるはずなのですが，呼吸中枢が正常に働いてくれないこと

もあります．あとで「呼吸数の増減原因」のところでおはなししましょう．

　逆に呼吸数が多いと，今度は二酸化炭素を吐き出しすぎになってしまいます．呼吸のせいで，水に溶けて酸性を示すものが出ていきすぎになりますから，呼吸性アルカローシスですね．具体例として過換気症候群の名前を覚えておいてください．「どうして呼吸数が多くなるのか」と考えると，もしかしたら「1回の呼吸ではうまく酸素を取り入れられないから，回数でフォロー」しているのかもしれません．呼吸数増減の原因についても，一緒に確認していく必要がありそうですね．

② 呼吸数の増減原因

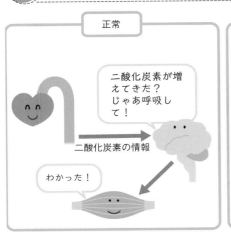

正常

二酸化炭素が増えてきた？
じゃあ呼吸して！

二酸化炭素の情報

わかった！

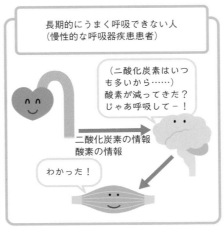

長期的にうまく呼吸できない人
（慢性的な呼吸器疾患患者）

（二酸化炭素はいつも多いから……）
酸素が減ってきた？
じゃあ呼吸して−！

二酸化炭素の情報
酸素の情報

わかった！

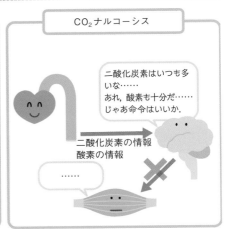

CO_2ナルコーシス

二酸化炭素はいつも多いな……
あれ，酸素も十分だ……
じゃあ命令はいいか．

二酸化炭素の情報
酸素の情報

……

呼吸数がどんなときに増えるか．「酸素が不足しているとき」や「もっとATPを作りたいとき」が考えられます．先ほどの「1回の呼吸でうまく酸素を取り入れられない」が「酸素不足」の例．運動中に息が上がるのも，酸素不足ですね．

「もっとATPを作りたい」は，ヨウ素からできる甲状腺ホルモン（T_3，T_4）が代謝をコントロールしていることを思い出せば，甲状腺機能亢進症がイメージできるはず．また交感神経系優位モード（闘争か逃走か）や運動中〜後も「もっとATPを作りたい」に入りそうですね．

運動中と運動後の関係からもわかるように，「酸素不足」と「もっとATP」は連続的．もっとATPを作りたくなって，グルコースが十分にあるなら，「酸素が足りないぞ！」ということになりますからね．

あと，感染も呼吸数が上がる原因です．熱を出して，息が荒くなっている状態が浮かびますよね．これは体温のところでもおはなししたように，白血球とその酵素の働きを活性化して，異物を早く排除するため．「熱を上げる」ためには「ATPをたくさん作る」必要がありますからね．途中から「体温中枢が変になって体温高すぎ……」という状態が起こることもおはなししてありますよ．

では呼吸数はどんなときに減るか．先ほどの逆と考えれば「酸素が足りているとき」や「ATPの必要性が少ないとき」．こちらも連続する（関連し合う）関係にありますね．安静時（運動していないとき），甲状腺機能低下症，

副交感神経系優位状態（リラックスモード）……いずれもATPをたくさん作る必要はなさそうです．

酸素が足りているせいで呼吸数が減るならいいのですが，呼吸中枢が変になっている可能性もあります．呼吸中枢がおかしくなる例として，CO_2ナルコーシスを紹介します．

呼吸中枢は橋と延髄にあって，酸素と二酸化炭素の血中濃度を感じ取るセンサーからの情報をもとに呼吸筋に収縮命令（呼吸命令）を出しています．普段は血液中の二酸化炭素濃度で呼吸の判断がされています．「二酸化炭素が多くなってきたから，外に出すために呼吸しろ！」ですね．

でも，長期的にうまく呼吸できない人（慢性的な呼吸器疾患）では，常に血液中に二酸化炭素が多い状態です．これでは呼吸をするタイミングがわからないので，そんなときの体内では血中酸素濃度で呼吸の判断をすることになります．「酸素が足りないから，呼吸して！」に変わるのですね．

ところが，ここに高濃度の酸素が入ってきたらどうなるか．もともと二酸化炭素が多いので，二酸化炭素の量では呼吸命令が出ません．酸素が血液の中にいっぱいあるので，酸素濃度でも呼吸命令が出ません．……呼吸，止まってしまいます．これがCO_2ナルコーシス．酸素療法をする人にとって，最大級に怖い状態です．だから指示された以上の流量を酸素ボンベから流してはいけないのですよ．

T_3：triiodo thyronine，トリヨードサイロニン
T_4：thyroxine，サイロキシン

知識がつながる！ その他の呼吸中枢異常（異常呼吸）のおはなし

呼吸中枢が何らかの原因でおかしくなると，呼吸のリズムが変になってきます．「こんな呼吸が出たら，これが原因かも！」という特徴的な呼吸を紹介します．

まず普段の「スーハー」が「スゥ～ハァ～」と深く速くなるのがクスマウル大呼吸．「呼吸中枢がうまく働かなくなってきた……でも頑張る！」というイメージです．尿毒症や糖尿病によるアシドーシスで出てくる呼吸．尿毒症は腎臓がうまく働かず，捨てたいもの（一般的な老廃物）を体の外に捨てられない状態ですよ．

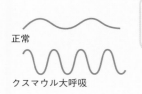

正常

クスマウル大呼吸

尿毒症や「（主に糖尿病による）アシドーシスで出るよ．

次に呼吸が止まった状態からいきなり速い呼吸が出て，また呼吸が止まってしまうもの．これはビオー呼吸といいます．脳炎，脳に外傷，髄膜炎などで出てくる呼吸です．呼吸中枢が止まってしまっている（働かなくなっている）時間がありますから，かなり危険な呼吸ですね．

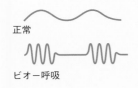

正常

ビオー呼吸

脳や脊髄まわりに何かが起こったかも！

そして「呼吸が止まった状態から弱弱しく呼吸が始まり，深い呼吸になったと思ったらまた弱まって呼吸が止まってしまう」サイクルを繰り返すものがあります．これがチェーンストークス呼吸．脳に疾患があるときや睡眠薬中毒，ひどい尿毒症でも出る呼吸です．これもビオー呼吸同様，呼吸中枢が止まってしまっている時間があります．しかも呼吸が始まってからすぐには十分な量の酸素を取りこめていない状態です．呼吸中枢も大ピンチの状態です．

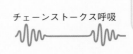

チェーンストークス呼吸

脳の病気やひどい尿毒症，睡眠薬中毒かも．

これらの重い呼吸異常に出会う機会は，ゼロとは言い切れません．CO_2ナルコーシスを最初に頭に叩き込んだうえで，これらの呼吸異常も「あっ！ 酸素欠乏大ピンチ！」として頭の片隅に入れておきましょう．

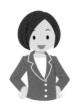

呼吸数が増える原因と減る原因を簡単に整理してみました．酸素の必要性（ATP産生も含む）と呼吸中枢，ちゃんと意識できるようになりましたね．もちろん「呼吸ができる」が大前提ですから，先ほどおはなしした「通り道」などの「呼吸に必要なもの」を忘れてはダメですよ．「うまくガス交換できない」の原因にも，いろいろありましたからね．

▶〈ここまで終わったら「宿題コーナー：自分でまとめてみよう！」〉

- 1. 呼吸数が増えすぎる・減りすぎるとどうなるかと，その原因を整理しよう
- 2. 呼吸中枢の働き方と異常をまとめよう

➡p.141へ

呼吸ができるためにはいろいろなところの働きが必要．そして呼吸数にも多くのことが反映されていましたね．呼吸数が異常になっていれば，もう細胞の酸素不足に気づけますね．「酸素不足！」を（一時的にでも）解消する呼吸補助のおはなしに入りましょう．

呼吸補助のいろいろ

呼吸が苦しいことがわかったら，呼吸補助の出番です．

呼吸数の変化がみられたとき，呼吸が止まってしまっていたら（呼吸数ゼロ）まずはナースコール．1人では何もできませんから，最初に人をよぶこと．そして到着を待っている間，「呼吸」のどこに異常があって呼吸できないのかがわかれば，もしかしたら対処できるかもしれません．

呼吸補助で酸素不足を解消！

知識がつながる！ 呼吸が止まっているとき（ABCのAとB）

相手に意識があって，喉を押さえていたらおそらく何かが詰まっています．窒息の可能性が高いですね．口を開けてもらい，すぐに詰まったものが見えるかをチェック．見えなかったら，1回で決めるつもりでハイムリック法です．肺の中に残っている空気を使うので，1回で出せないと使える空気が減ってしまうからですね．

空気の通り
ちょっと窮屈……

スムーズ

あごを上げると空気が通りやすくなる！

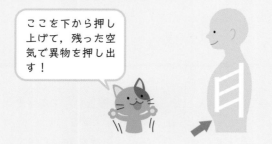

ここを下から押し上げて，残った空気で異物を押し出す！

相手に意識がないときも，見えるところに何か詰まっていないかを確認．何も見えなかったら，気道確保（Airway）です．仰向け（仰臥位）にして，顎をぐっと引き上げます．こうすると気道と喉頭，咽頭が一直線になり，空気が通りやすくなります．ただ，首に異常（頸椎損傷など）のある人には行えないので，そこには注意．この状態で呼吸が戻れば，一安心です．呼吸が戻らないときには，ここから人工呼吸（Breathing）になります．

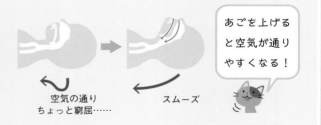

鼻を外側から指で押さえつつ，口から息を吹き込みます．その際に胸部が持ち上がったら成功．気道がふさがっていると，肺に空気が入ってくれませんよ．だから気道確保をして，それから人工呼吸です．

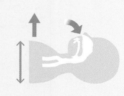

口から息を吹き込んだとき，「胸が上がる」イコール「空気がちゃんと入った」ということだね！

以前は「ABCの順番通り！」でしたが，現在はCABの順番でやることになっています．「まずは血液中に残っ

ている酸素を脳に届けてあげましょう．それから気道確保！」ですね．

この人工呼吸は練習しないとうまくできませんが，なかなか練習する機会がありません．運よく人形などで練習できるチャンスがあったら，ちゃんと試しておきましょう．

あとはフェイスマスクを自分で準備しておくこと．人工呼吸をして「相手は命を取り留めた，だけど自分は感染した」ではいけません．自分の健康は，自分でも守ること．スタンダードプリコーションで「唾液」は防御が必要な対象でしたよね．「人工呼吸用ポケットマスク」や「人工呼吸　フェイスシールド」などで検索してみてください．可能なら，キーホルダーつきのものを準備して常にかばんや財布につけて持ち歩くといいですよ．

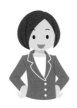

では，止まってはいないけど「変だ！」というときは．先ほど一緒に確認しましたが，酸素療法中だったらまずはCO_2ナルコーシスを疑ってください．とくに呼吸数が減ったら，要注意です．

〈体位ドレナージ〉

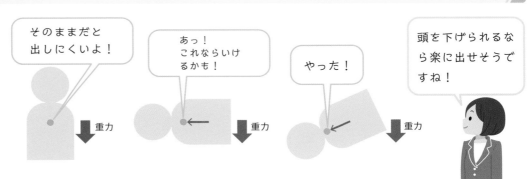

変になっているのが痰や異物だと思われる場合は，体位ドレナージだ！

そのままだと出しにくいよ！

重力

あっ！これならいけるかも！

重力

やった！

重力

頭を下げられるなら楽に出せそうですね！

呼吸数が増えている，もしくは肩で呼吸をしている……というときは，もしかしたら通り道が変になっているかもしれません．

「急に苦しくなった」ときには痰や異物があるかもしれません．そんなときに役立つのが聴診器とドレナージ・タッピングです．聴診器はどこに痰や異物があるのか確認するときに使います．ちゃんと空気が通っているとき，気管（気管支）から聞こえる音は「スースー」「サーサー」といった音．ただの空気通過音です．でも，狭くなっていると「ヒューヒュー」といった風切り音（笛音）．痰のような水分があると「ごぽごぽ」といった水泡音が聞こえてきます．正常音をちゃんと確認した後で聞くと「あ！

変！」とわかりますよ．これらを肺雑音（副雑音）といいます．肺胞がうまく膨らまないときの「パチパチ」「パリパリ」というのは捻髪音．いびきの「ズゴー，ズゴー」は太い気管支や気管が狭くなっている音ですね．

変になっている場所がわかったら，そこを上にして（体位ドレナージ），軽くたたいて振動を与えてあげましょう（タッピング）．硬くはまり込んだものでない（動くもの）ならば，振動でどんどん下へと移動するはず．大きな気管支や気管まで出てきてくれれば，あとは痰でまとめて体の外に出せるかもしれません．そのときに重力に逆らうことのないように，横向き（側臥位）になっていると痰を出しやすくなりますね．

空気の通り道に異物が入り込む原因に「誤嚥」があります．飲食物が食道ではなく，気管や気管支に入り込んでしまったのです．むせても異物を食道まで押し返せないと，肺の中で細菌などが増えてしまい誤嚥性肺炎を起こす可能性があります．

誤嚥の防止には，まず姿勢．救急蘇生法では，まず気道確保のために顎を上げましたよね．つまり，飲食時に顎を上げると（食道ではなく）まっすぐになって通りやすくなっている気管のほうに入りやすくなってしまいます．だからちゃんと顎を引いて，幾分前かがみになって，よそ見をせずに「食べる」「飲む」に集中しましょう．

次に飲食物が気管のほうに入り込んでしまったら，むせだけに任せておかずに体位ドレナージとタッピングの出番です．入り込んだものがどの辺りにあるかわかったら，そこが上になるように横（臥位）になってもらいます．可能なら口のほうが低くなるようにベッド全体を傾けることができるといいですね．この状態だと異物が重力に逆らうことなく，むせによる空気で押し出されやすくなります．これが「体位ドレナージ」．さらに軽くたたくことによって振動が生まれ，気管や気管支にへばりつくことなく外へと押し出しやすくなります．こちらが「タッピング」ですね．

この体位ドレナージやタッピングのためには「今，異物がどこにあるか」がわかることが重要．聴診器を使って肺雑音（副雑音）を聞き取れれば確実です．だけど「聴診器が手元にない！」「とにかくすぐに！」というときには，主気管支の枝分かれを思い出しましょう．

主気管支の枝分かれは「右側が直滑降（垂直に近い角度）」でしたよね．だから気管から気管支に異物が入り込んでしまったら，かなりの確率で「右側に入った！」可能性がありますよ．

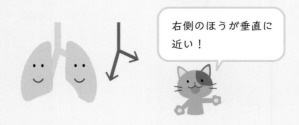

さらに，（もし入り込んでしまっても）少しでも「肺炎を防ぐ準備」もしておきましょう．

飲食物と一緒に入り込んでいくのは口腔内細菌．しっかりうがい，歯磨きなどができていれば，仮に誤嚥を起こしても細菌の繁殖を最小限に食い止められるはず．だから，口腔衛生が大事になってくるのです．

とくに高齢者では唾液が減って，口腔状態が悪くなりがち．喉が渇いた気がしなくともこまめな水分補給を心がけてもらうこと．そのうえで日々の口腔衛生維持が（入院中ではとくに）最重要課題になってきます．口腔は，消化器系の「物理的に細かくする」だけのおはなしではありませんからね！

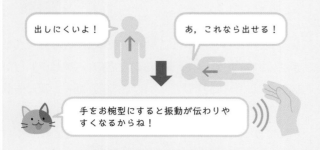

〈呼吸と姿勢〉

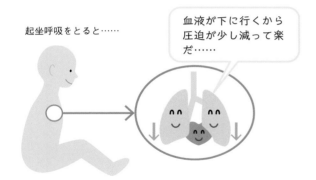

起坐呼吸をとると……

血液が下に行くから圧迫が少し減って楽だ……

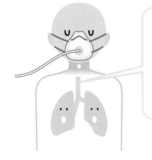

人工呼吸器を使っていると……

いつもと違って刺激が強いぞ. 分泌物を増やそう!

　一般に臥位になると楽なのですが,「息苦しくなるから横になりたくない」という患者さんもいます. 心不全(とくに左心不全)を起こしている患者さんですね.

　これは肺の周りに血液がたまっている「肺うっ血」のせい. 左心系(主に左心室)の働きが悪くなると, 肺からの血液がうまく心臓に戻りません. 血液を全身に押し出してくれないので, 戻る空間ができないためです. 肺胞の周りには, 毛細血管が網目のようにめぐらされていました. そこにも血液がたまってくるので, 肺胞はうまく膨らむことができません. だから「息苦しく」なるのです.

　このとき上半身を起こすと, 重力のおかげで渋滞している血液が下のほう(心臓付近)に向かいます. 肺胞が, ほんの少し楽に動けるようになりますね. そこで座っているときに呼吸が楽になるので「起坐呼吸」をとることになります. そのときに痰を出す必要があるならば, 完全に横になるのではなく, セミファウラー位ぐらいになっ

てもらいましょう. 少なくとも普通に座った姿勢よりは(重力の影響が少し軽くなり)痰が出しやすく, 普通に寝た姿勢よりは(血液は重力の影響で少し下に向かいやすくなるので)息も苦しくなりにくいはずです.

　痰(や異物)を取り除くときに, 振動を与える機械を使うこともあります. そしてもっと直接的に痰を吸引することもあります. 痰の吸引は人工呼吸器を使っている患者さんでは必要不可欠.「鼻腔や副鼻腔で温められ, 加湿される」ことのない空気が気道に直接入ってくることで, 気道が刺激を感じて分泌物を増やすから, 痰が増えるのですね. 当然, 吸引中は吸引している側の肺はガス交換がうまくできません. 加えて吸引に使う管は, 気管にとって大きな異物. 吸引は, 素早く確実にできるほど患者さんの負担が少なくてすみますよ. 吸引の技術などについては, 各看護分野の演習などで身につけてくださいね.

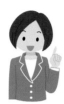

以上, 呼吸補助について簡単におはなししてきました.
では, ここでもう一度考えてみましょう. 呼吸の目的は, 細胞に酸素を届けることでした. 呼吸数異常や自覚症状がなくても, 細胞が酸素不足で苦しんでいることはありえます. どれをどうやったら知ることができるでしょうか. ここで大活躍してくれるのがサチュレーション(SpO_2). パルスオキシメーターの出番です.

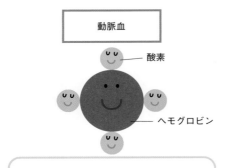

動脈血

酸素

ヘモグロビン

静脈血

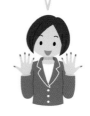

手足の先の血行やマニキュアには注意ですよ！

鮮やかな赤のヘモグロビンがいるのは動脈血！

暗い赤色のヘモグロビンがいるのは静脈血！

まず，パルスオキシメーターとはどんなことをする道具かというと，「血液中のヘモグロビンがどれくらい酸素と手をつないでいるか」をヘモグロビンの色から見るものです．「そもそもヘモグロビンと酸素が手をつないでいなかったら，酸素は細胞に届かないよね……」が前提になっています．

「ヘモグロビンと酸素が手をつないでいる状態」ですから，動脈の動脈血を見る必要があります．指先（爪の部分）に2種類の光を当てて，その光がどれぐらい反対側にあるセンサーまで届いたか（動脈血のヘモグロビンにどれだけ吸収されたか，されなかったのか）でヘモグロビンと酸素の手のつなぎ具合を測定します．骨や筋肉，静脈は光の届け方を変えませんので，測定の邪魔にはなりません．

指先の動脈を使う以上，注意することがありますね．

末梢が冷えた状態では，通る動脈血が少なすぎてちゃんと測ることができません．手足先の冷えがあったら，測定前に温める必要がありそうです．また，爪に色がついていては光の届き方が変わってきてしまいますね．パルスオキシメーターは簡単で，便利な道具です．正しい値を教えてもらうためには，正しく使ってくださいね．もちろん電子機器ですから，電池切れにはご用心！

以上が酸素不足を知り，解消するためのおはなしでした．

ほかにもいろいろな方法・器具があります．勉強が進んだら出てくると思いますので，お楽しみに．呼吸の目的が「細胞に酸素を届けてあげること」だとわかっていれば，何がだめになると呼吸に影響が出てくるかのイメージをもちやすいはずですよ．

ここまで，4つに分けてバイタルサインを見る意味についておはなししてきました．さあ，今ならば「だからバイタルサインって大事なんだよね！」とわかるはず．それを患者さんはじめ，ほかの人に聞かれたときに説明できるようになれば安心ですね．「宿題」としてまとめてきたことも，説明するときにきっと役立つはずですよ．

▶〈ここまで終わったら「宿題コーナー：自分でまとめてみよう！」〉

- 1．呼吸補助方法と，注意点をまとめておこう（とくにCO_2ナルコーシスを忘れないでね！）
- 2．なぜサチュレーションを測るのかまとめておこう（注意点も忘れずにね！）

➡p.143へ

p.120〜130

自分で書き込もう！宿題コーナー

〈 呼 吸 〉

1. 呼吸をするためには何が必要？

◎ 正常な呼吸を（「中枢の情報確認・命令」からスタートして）まとめてみよう

★ちゃんと細胞まで酸素を届けることを忘れずに！

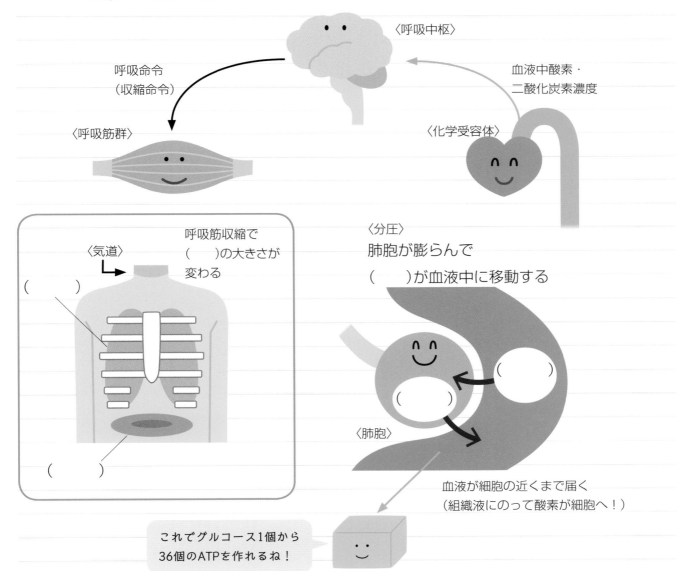

〈呼吸中枢〉

呼吸命令
（収縮命令）

血液中酸素・
二酸化炭素濃度

〈呼吸筋群〉

〈化学受容体〉

呼吸筋収縮で
（　　）の大きさが
変わる

〈分圧〉
肺胞が膨らんで
（　　）が血液中に移動する

〈気道〉

（　　　　）

（　　　）

（　　　　）

（　　　）

〈肺胞〉

血液が細胞の近くまで届く
（組織液にのって酸素が細胞へ！）

これでグルコース1個から
36個のATPを作れるね！

❷ 呼吸がうまくできなくなる原因をイラストを使って簡単にまとめよう

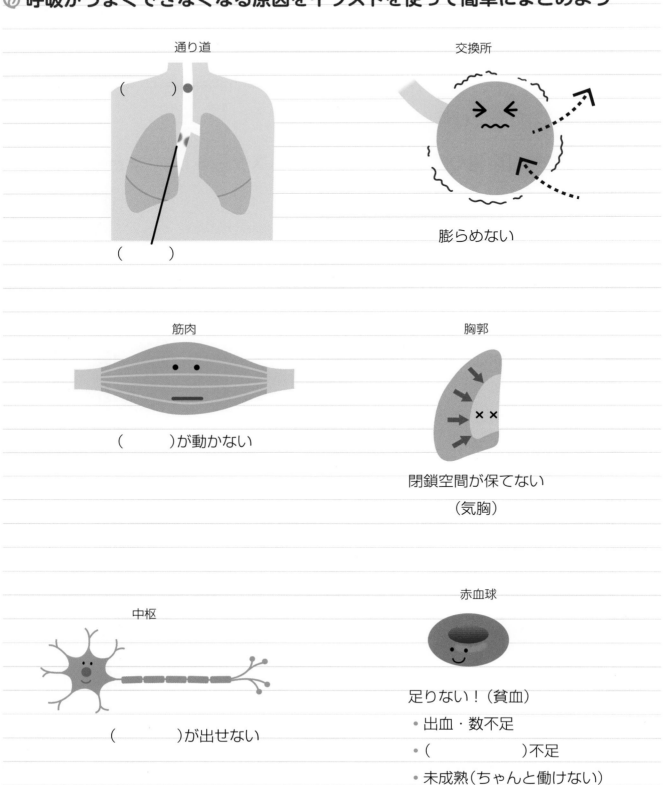

通り道

（　　　　）

（　　　　）

交換所

膨らめない

筋肉

（　　　　）が動かない

胸郭

閉鎖空間が保てない

（気胸）

中枢

（　　　　　）が出せない

赤血球

足りない！（貧血）

・出血・数不足

・（　　　　　　　）不足

・未成熟（ちゃんと働けない）

p.131,132

2. 呼吸数とその変動

ⓐ 呼吸数が増えすぎる・減りすぎるとどうなるかと，その原因を整理しよう

減りすぎると

- ゼロになると→窒息
- ゼロではないけど減りすぎると→呼吸不全，（　　　　　　）

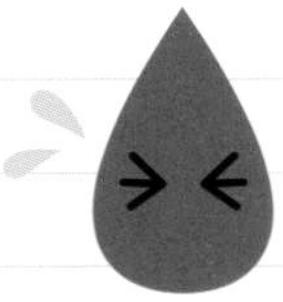

　　原因は……

- 安静時，リラックス（（　　　）神経系優位）モードは減る方向

- （　　　）神経系が働きすぎ？
- （　　　）機能低下？
- もしかしてCO_2ナルコーシス？

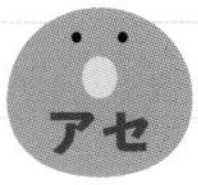

増えすぎると →（　　　　　　　　　　　）（二酸化炭素吐き出しすぎ）

　　原因は……

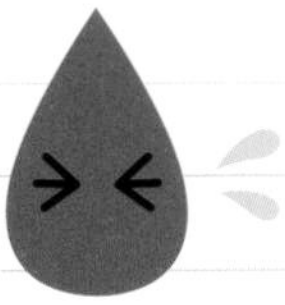

- 運動，興奮（（　　）神経系優位）状態

- 代謝関係ホルモンの分泌量増加

　　　（ヨウ素からできる（　　　）ホルモン）

　　　　　　　↑

　　もしかして視床下部や下垂体の異常？

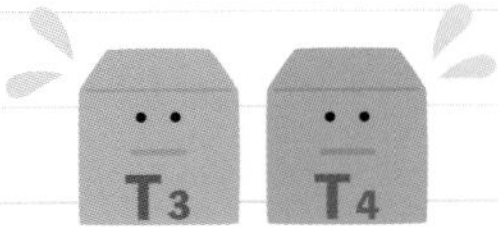

- （　　）

　　（体温を上げるために酸素がたくさん必要）

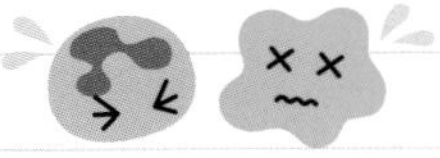

p.131,132

呼吸中枢の働き方と異常をまとめよう

【正常】

（　　　　　）増えてきた！
呼吸して！

呼吸するのね，OK！

・二酸化炭素濃度情報

【普段から呼吸がうまくできない人】

（　　　　）はいつも多いから……
（　　）減ってきたから呼吸！

呼吸ね，OK！

・二酸化炭素濃度情報
・酸素濃度情報

【普段から呼吸がうまくできない人に多すぎる酸素】

（　　　　　）はいつも多い……
（　　）は十分……
命令，いらないね……

呼吸命令，こない！
これが（　　　　　　）！

・二酸化炭素濃度情報
・酸素濃度情報

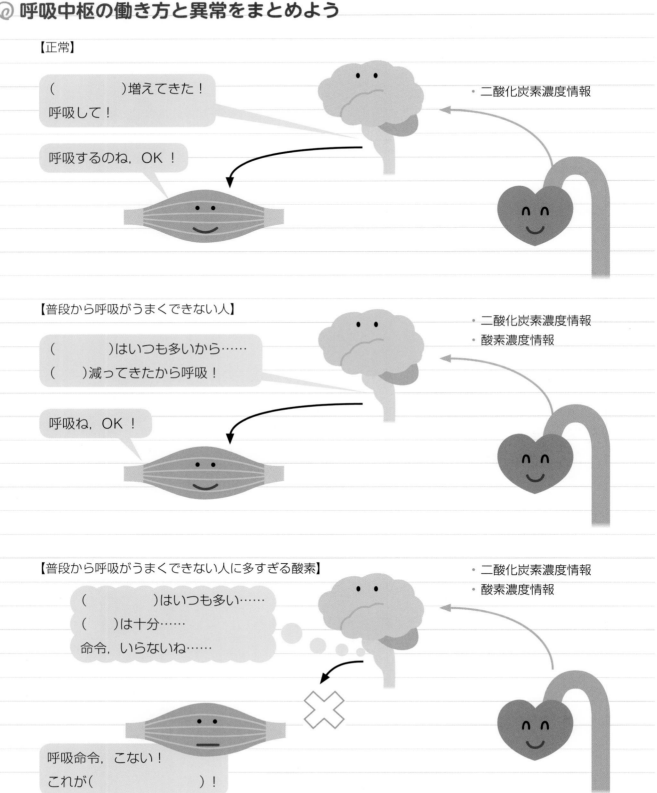

142

p.134〜137

3. 呼吸補助のいろいろ

◎ 呼吸補助方法と，注意点をまとめておこう

★とくにCO_2ナルコーシスを忘れないでね！

酸素ボンベを使っていたら……

呼吸数減少は「CO_2ナルコーシス」を疑って！

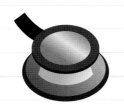

> 呼吸が苦しいとき
> どこが変になっているか
> ちゃんと聞いて！

> 変な場所を確認できたら、
> 体位ドレナージして、
> タッピング！

どんな音がするかまとめよう

- （　　　　　　）　　：細いところが狭い！
- （　　　　）　　：水分？　痰？
- （　　　　）　　：膨らめてない?!
- （　　　　　）　　：太いところが狭い！

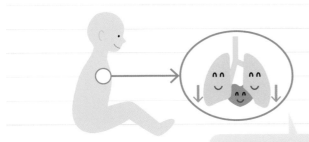

> 少し楽になった！

（　　）呼吸

心不全（とくに左心不全）だと，

血液が（　）から（　　）に戻れなくて

（　）が圧迫されて呼吸が苦しい！

↓

体を起こすと，少し血液が下がって

（　　）の圧迫が和らぐ

人工呼吸器をつけている人は痰が増えるよ！

　　（鼻腔・副鼻腔での加温・加湿がない：気道の刺激増）

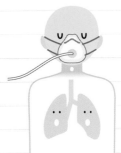

痰を外に出せないから

「痰の吸引」が大事になるね！

p.138

◎ なぜサチュレーションを測るのかまとめておこう

★注意点も忘れずにね！

なぜ測るのか……

　　細胞の酸素不足は呼吸状態（呼吸数）からでは

　　わからないことがあるから！

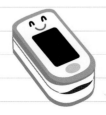

「（動脈血の）赤血球の（　　　　　　）が，

どれくらい（　　）と手をつないでいるか」だよ！

動脈血が酸素と手をつないでいなければ，
細胞に届けられないもんね！

（　　）（赤色光と赤外光）を当てて測定する

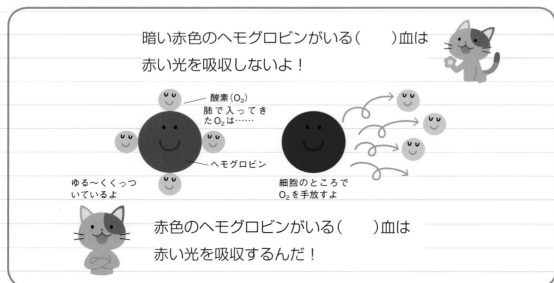

暗い赤色のヘモグロビンがいる（　　）血は
赤い光を吸収しないよ！

酸素（O_2）
肺で入ってきた O_2 は……

ヘモグロビン

ゆる〜くくっついているよ

細胞のところで O_2 を手放すよ

赤色のヘモグロビンがいる（　　）血は
赤い光を吸収するんだ！

注意点！

• 動脈血の血行はいい？

• 爪に色はついてない？

• 電池残量は大丈夫？

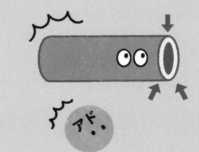

宿題コーナー
の
答え

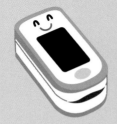
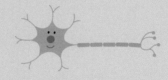

宿題コーナーの答え

〈 体 温 〉

1. 体温維持を産熱（保温も含む）と放熱の両面からまとめてみよう

◎ 器官系レベル

（中枢）から（神経系）や（内分泌系）経由で
産熱・放熱の命令をする

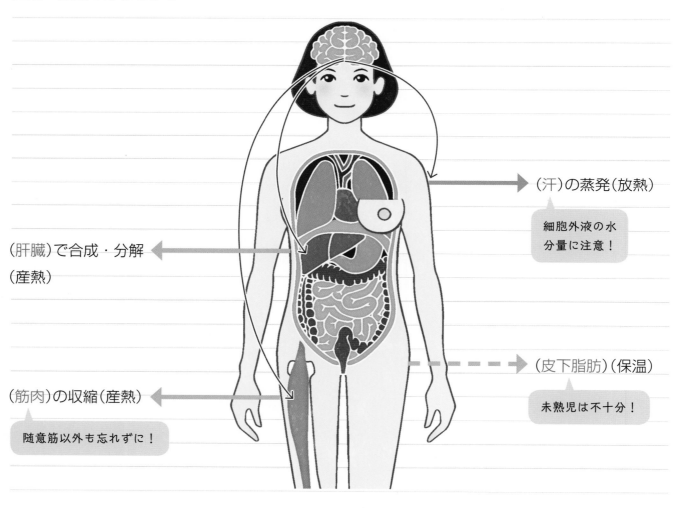

（汗）の蒸発（放熱）

細胞外液の水分量に注意！

（肝臓）で合成・分解
（産熱）

（皮下脂肪）（保温）

未熟児は不十分！

（筋肉）の収縮（産熱）

随意筋以外も忘れずに！

p.32～39

ⓐ 細胞・組織レベル

ATPを作るために必要なのは

- （グルコース）（消化器系）
- （酸素）（呼吸器系）

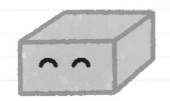

➡両方を運んでくれるのは（血液）（循環器系）

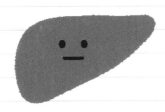

合成・分解で（産熱）

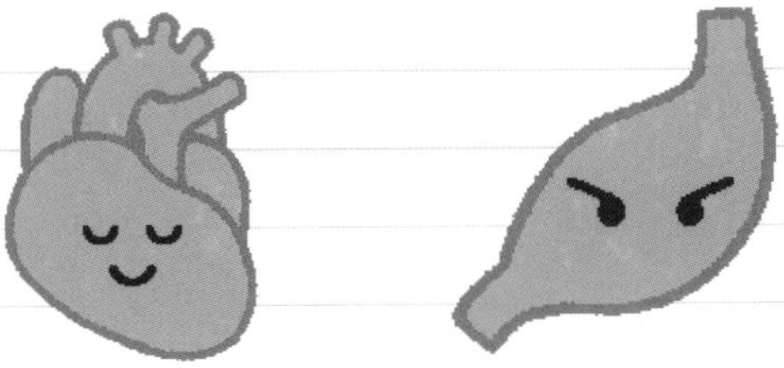

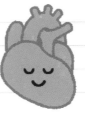

心筋も内臓筋も「筋肉」だから
収縮で（産熱）

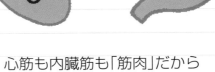

随意筋以外の「筋肉」
もイメージできてる？

邪魔しない衣服を！

汗の蒸発は（放熱）

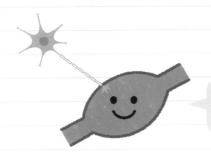

角質（角質層）

表皮

真皮

皮下組織

皮下組織の皮下脂肪が（保温）

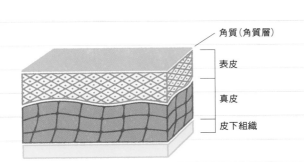

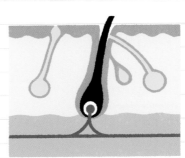

p.40〜44

2. 体温の変動

（1）正常体温変動

◎ 1日レベルでは

- （基礎）代謝（安静・臥位）のときには
  体温が（低）い

横になってじっとしていると…

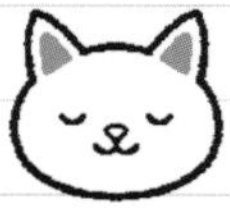

- （活動）代謝（安静・臥位以外）のときには
  体温が（高）い

活動すると…

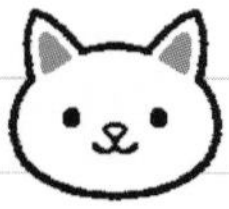

◎ 1か月レベルでは

- 女性の体温は（二相）性

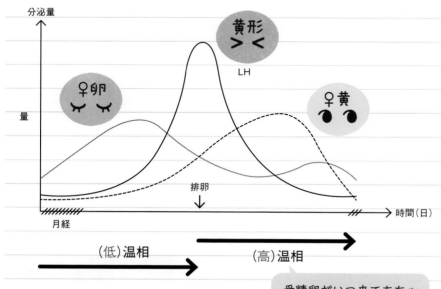

- 切り替わりは（月経）と（LHサージ）
- 低温相は（卵胞ホルモン）優位，高温相は（黄体ホルモン）優位

受精卵がいつ来てもちゃんと育ちやすいように！

p.45〜54

（2）異常体温変動

◎ 体温が高い

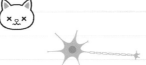
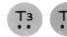

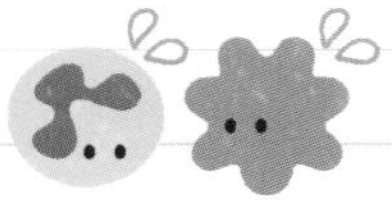

- （感染）（白血球たちを応援！）
- （熱中症）（放熱できない！）
- （中枢異常）（放熱不十分，産熱命令異常）
- （ホルモン異常）（代謝担当はヨウ素を使った甲状腺ホルモン）
- （薬）（神経にも，ホルモンにも！）

T₃ T₄
出すぎかも…

もしかして…

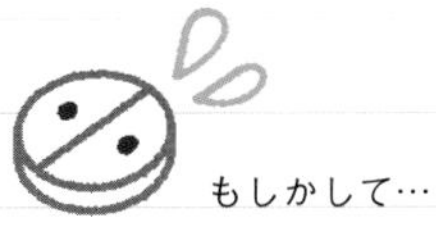

◎ 体温が低い

未熟児はまず注意！成人（女性・高齢者）もね！

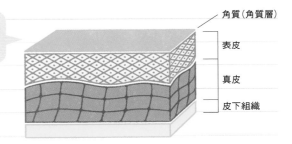

角質（角質層）
表皮
真皮
皮下組織

- 保温不十分（（皮下脂肪）不足）
- （血液）が細胞まで届かない（足りない：（出血））
- ATP材料の呼吸器系に問題あり（体内（酸素）不足）
- 循環器系に問題あり（低血圧）

（3）1週間の自己体温測定

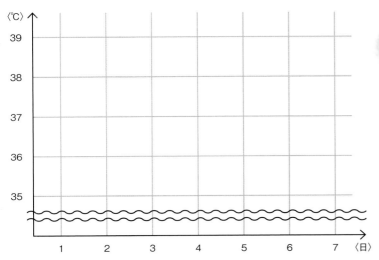

まずはやってみよう！

3. 体温の測定時間・測定場所

（1）もう1回「正しく」自己体温測定

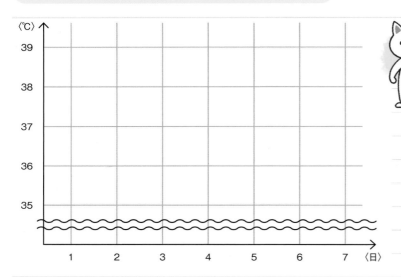

今度は「正しく」測ってね！

（2）体温測定練習で気をつけること

- 端子先端は（脇の下）のくぼみの中心部
- （斜め下）から入れる

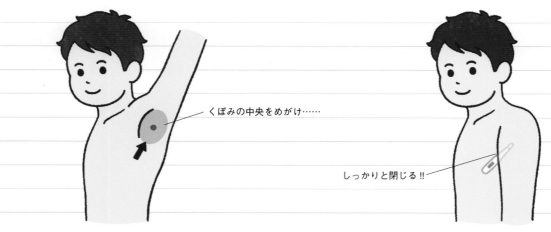

くぼみの中央をめがけ……

しっかりと閉じる!!

理由もちゃんと書いておこうね！

理由：端子先端を固定し，周りの空気の影響を遮って深部体温を正しく測定するため．

p.64

宿題コーナーの答え

〈 脈 拍 〉

1. 脈拍ってなんだろう？

◎ 脈拍が正常に測れるためには何が必要？

「脈拍」は，（心臓）が，（血液）を（押し出す力の波を），
（血管）の外から感じ取ったもの

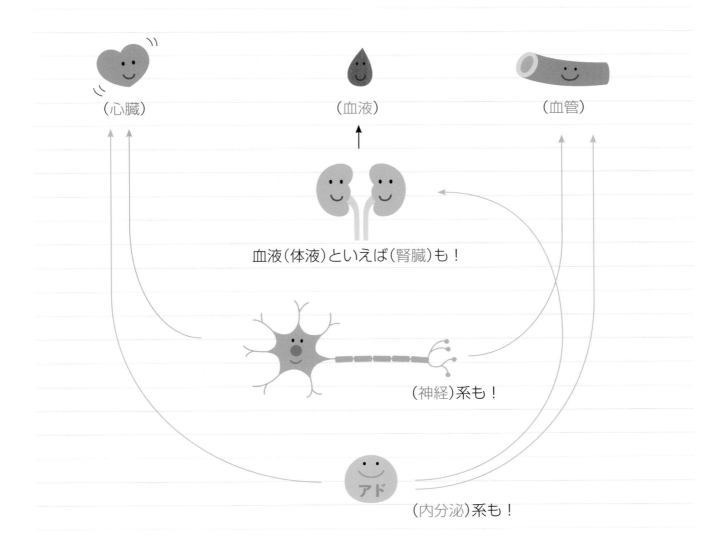

（心臓）　　　　　　　　（血液）　　　　　　　　（血管）

血液（体液）といえば（腎臓）も！

（神経）系も！

アド

（内分泌）系も！

p.66～68

脈拍が測れるところを動脈名も一緒にイラストでまとめて，自分で全身の脈をとってみよう

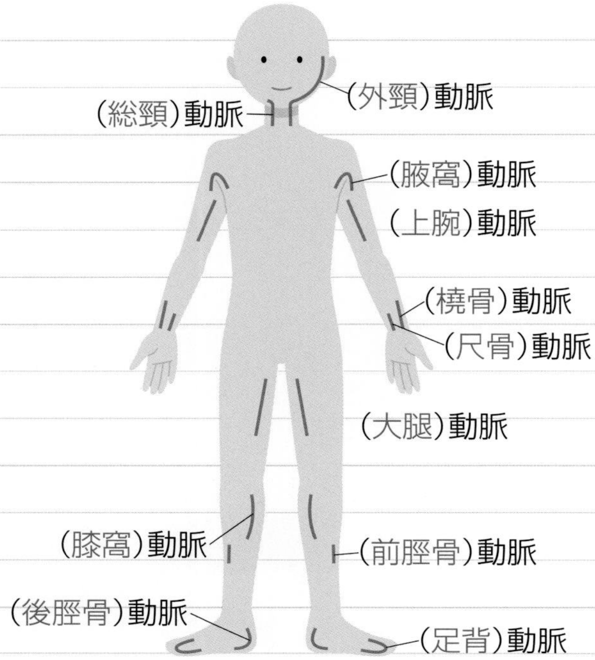

（総頸）動脈 ── （外頸）動脈

── （腋窩）動脈

── （上腕）動脈

── （橈骨）動脈
── （尺骨）動脈

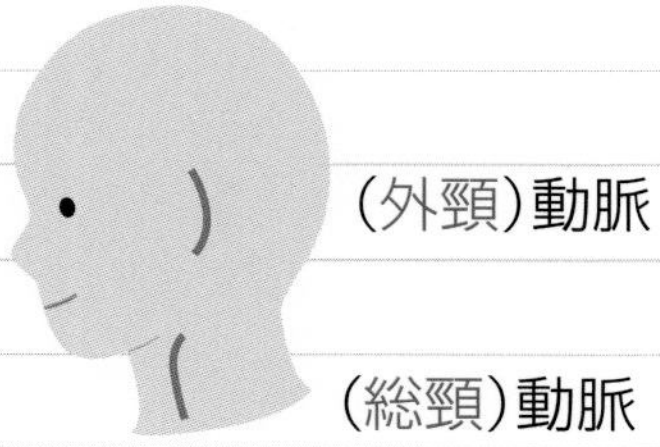

（橈骨）動脈

（尺骨）動脈

── （大腿）動脈

（膝窩）動脈 ── （前脛骨）動脈

（後脛骨）動脈 ── （足背）動脈

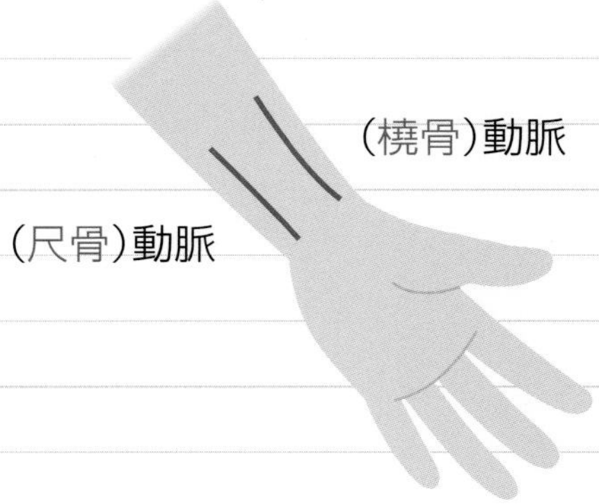

（外頸）動脈

（総頸）動脈

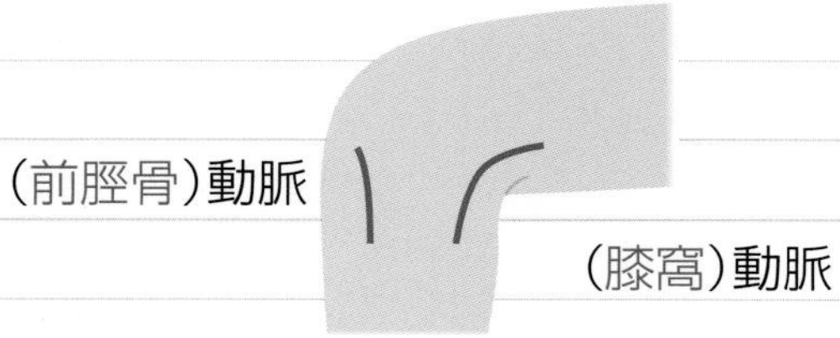

（前脛骨）動脈

（膝窩）動脈

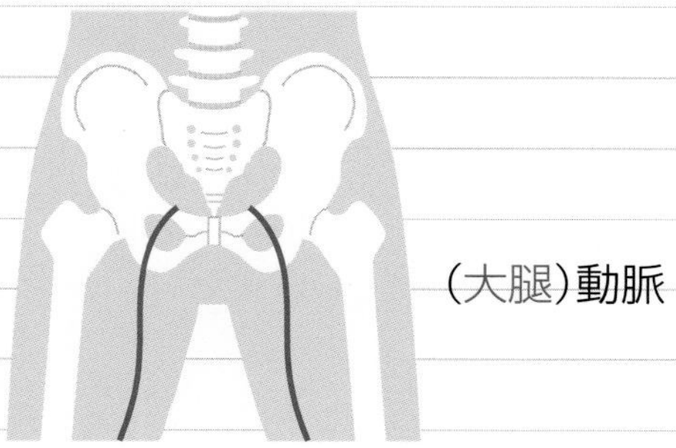

（大腿）動脈

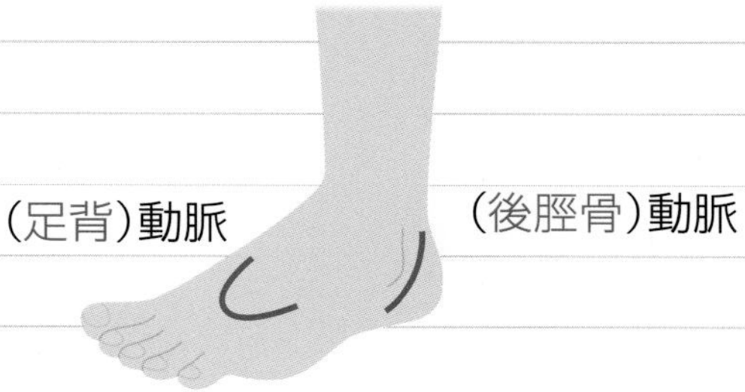

（足背）動脈　（後脛骨）動脈

p.74〜76

2. 細胞膜電位変化を理解しよう

◎ 細胞内外に多いミネラル（イオン）をイラストでまとめよう

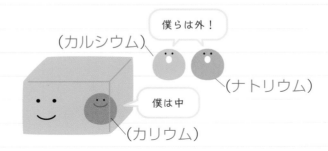

僕らは外！

（カルシウム）

（ナトリウム）

僕は中

（カリウム）

◎ 膜タンパク質もまとめておこう！
（細胞内外のミネラル（イオン）濃度差の理由は…）

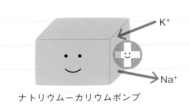

ナトリウムーカリウムポンプ

ポンプのおかげで
「細胞内に（カリウム）イオンが多い」を維持

↑

ポンプを作る（タンパク質）と
ポンプの原動力（ATP）が重要！

K^+

Na^+

電気（収縮命令・情報）が来て
（周りへ）電気を伝えるには
「チャネル開閉」と
「ミネラルの（濃度）差」が大事！

多すぎも少なすぎも
うまく電気を伝えられなくなるよ！

ミネラルの滑り台は……

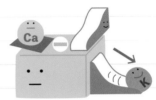

チャネルは濃いほう（ぎゅうぎゅう）から
薄いほう（すかすか）に向かって流れる滑り台！
傾きは濃さの差：（細胞内外の違い）が
大きいと急になる！

p.77～80

◎ 血中ミネラル維持の必要性を，腎臓（と肺・心臓）を中心にまとめてみよう

・血液のpH（水素イオン濃度）は7.35～7.45が正常域

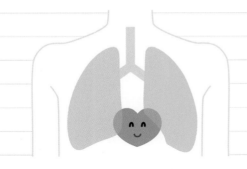

・肺が原因で血液のpHが崩れると
　アシドーシス・アルカローシスの
　頭に「（呼吸）性」

　二酸化炭素をうまく吐き出せない
　（水に溶けて酸性）
　→（呼吸）性アシドーシス

　二酸化炭素を吐き出しすぎる
　→（呼吸）性アルカローシス

・心筋も細胞！
細胞膜電位変化のためには，細胞内外のミネラル濃度差が大事

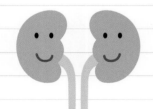

（ナトリウム）イオンと（カルシウム）イオンは細胞外（血液）に多い
（カリウム）イオンは細胞内に多い

・肺以外（腎臓が原因のことは多い）のせいで血液のpHが
崩れるとアシドーシス・アルカローシスの頭に「（代謝）性」

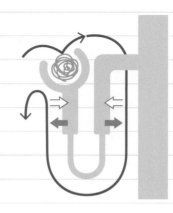

腎臓尿細管では，
原尿から（ナトリウム）イオンと水を「再吸収（ 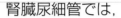 ）」
血液から（カリウム）イオンなどを「分泌（ ⇨ ）」

腎臓は水素イオンと重炭酸イオンを調節
腎臓の調子が悪いと（水素）イオンを捨てられずに「（代謝）性アシドーシス」
過剰に（重炭酸）イオンを再吸収すると「（代謝）性アルカローシス」

p.81〜87

3. 心電図の基本とABC，AEDを理解しよう

正常心電図を自分で書いてみよう

- まずはなぞってみよう
- 自分で書いてみよう

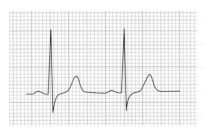
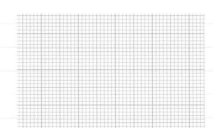

異常心電図を書いてみて，「正常とどこが違うか」「心臓で何が起こっているか」もまとめよう

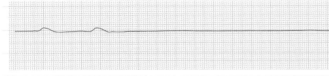

（心静止）

 ABC ▷ 心筋が動かない…

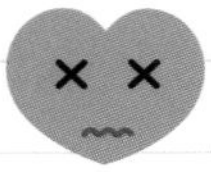

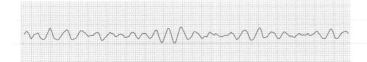

（心室細動（Vf））

 AED ▷ 動いてはいるけどバラバラだ…

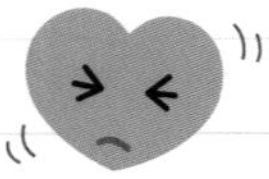

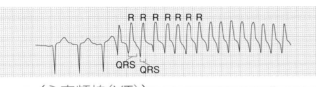

（心室頻拍（VT））

 AED ▷ は，早すぎ！

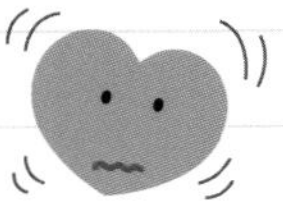

ABC

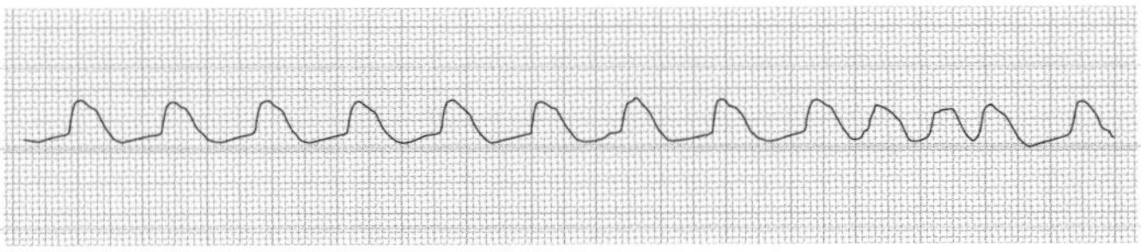

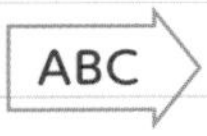

動いては…
いるはずなんだよ…

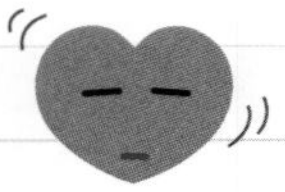

（無脈性電気活動（PEA））

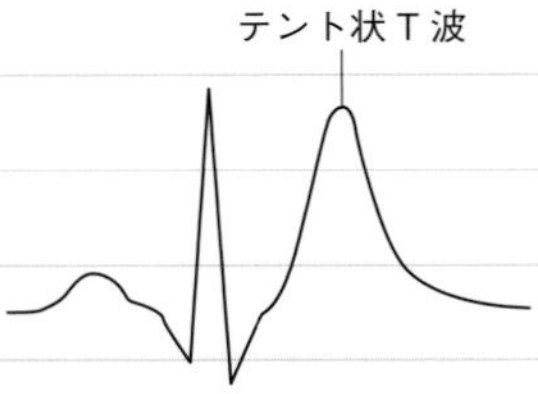

テント状T波

心筋が…
収縮できない！

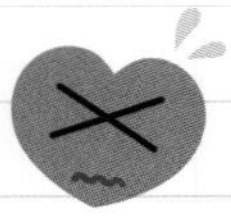

（高カリウム血症）

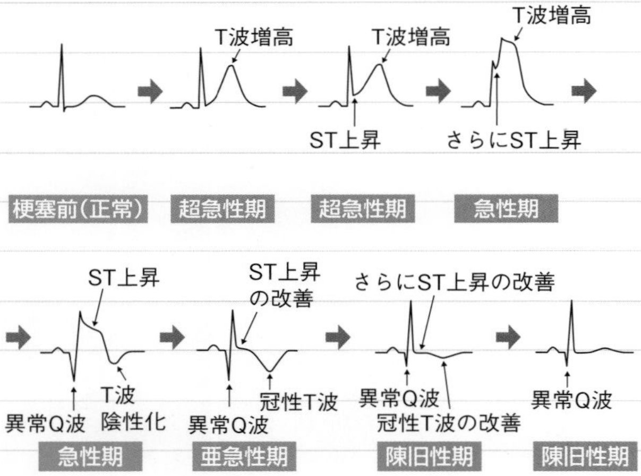

T波増高　　T波増高　　T波増高

ST上昇　　さらにST上昇

| 梗塞前（正常） | 超急性期 | 超急性期 | 急性期 |

心筋…
死んじゃった…

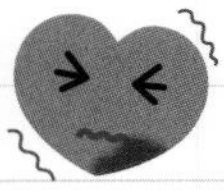

ST上昇　　ST上昇
　　　　　の改善　　さらにST上昇の改善

異常Q波　T波　異常Q波　冠性T波　異常Q波　異常Q波
　　　　陰性化　　　　　　　　　冠性T波の改善

| 急性期 | 亜急性期 | 陳旧性期 | 陳旧性期 |

（心筋梗塞）

p.96〜98

宿題コーナーの答え

〈 血 圧 〉

1. 血圧ってなんだろう？

◎ 心臓の4つの部屋の収縮と4つの弁の閉まるタイミング，収縮
期血圧と拡張期血圧のタイミングをイラストや図を使ってまと
めてみよう（大事なところだけはずれないように注意して！）

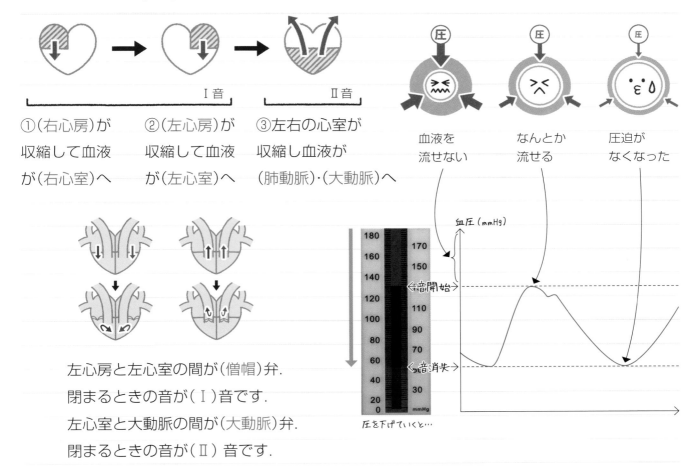

Ⅰ音　Ⅱ音

①（右心房）が
収縮して血液
が（右心室）へ

②（左心房）が
収縮して血液
が（左心室）へ

③左右の心室が
収縮し血液が
（肺動脈）・（大動脈）へ

血液を
流せない

なんとか
流せる

圧迫が
なくなった

左心房と左心室の間が（僧帽）弁.
閉まるときの音が（Ⅰ）音です.
左心室と大動脈の間が（大動脈）弁.
閉まるときの音が（Ⅱ）音です.

血圧（mmHg）

←音開始→

←音消失→

圧を下げていくと…

◎（上で確認したタイミングをもとに）聴診器を使って心音を
聞いてみよう（ちゃんとⅠ音とⅡ音を聞き取れるかな？）

p.100〜104

2. 血圧が上下する原因を理解しよう

◎ 血圧の高すぎ・低すぎがなぜ問題に なるのかをまとめよう

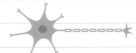

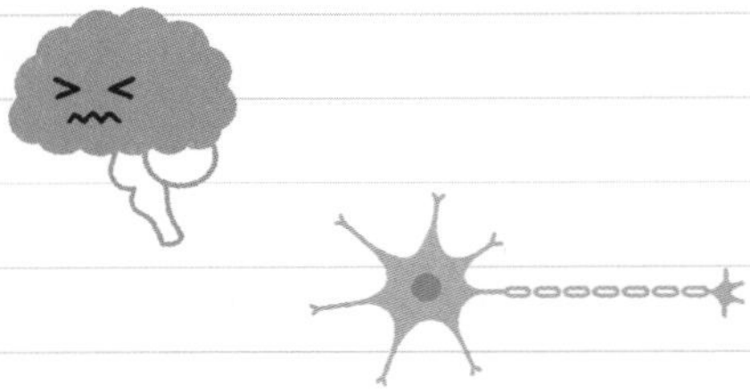

血圧が低すぎると

- （脳）（神経系・内分泌系）まで（血液）が届かない

  →呼吸はじめ反射中枢がストップ

血圧が高すぎると

- （出血）（瘤，解離も）してしまう（大動脈の出血は生命の危機！）
- 毛細血管の出血も，実は大問題

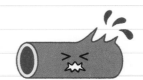

（網膜）出血　　　　　　　　　　　　　　腎臓の（糸球体）の破綻

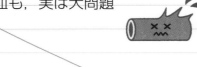

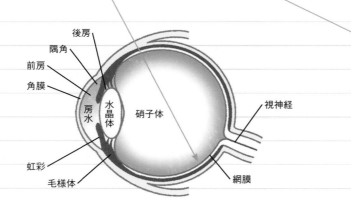

後房
隅角
前房
角膜
房水
水晶体
硝子体
視神経
虹彩
毛様体
網膜

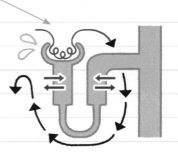

※（糖尿病）の三大合併症の２つ！（あと１つは末梢神経障害）

p.104〜110

血圧が変動する原因を，全身の器官を確認しながらまとめよう

血圧が下がる原因

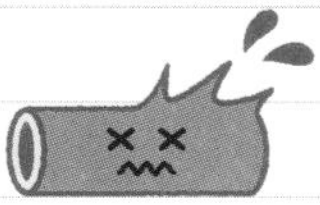

- 出血
- 脱水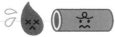
- 血管（拡張）：（副交感）神経系優位

　　　（神経伝達物質：アセチルコリン）

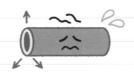

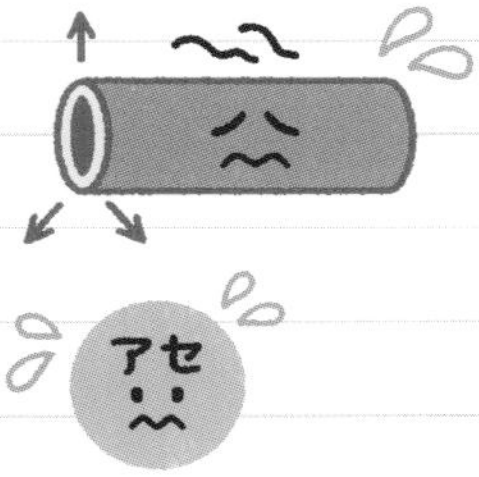

薬が原因のとき
もあるよ！

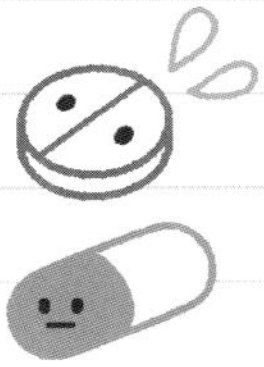

- （アナフィラキシーショック）：食物やハチ毒

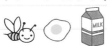

血圧が上がる原因

- 運動（活動）
- （交感）神経系優位

抗利尿ホルモン
バソプレシン

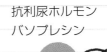

- （体液）増加　飲水量増加（ナトリウムイオンを薄める！）

尿量を
主にコントロール

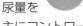
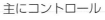

- 排出量減少：泌尿器系障害

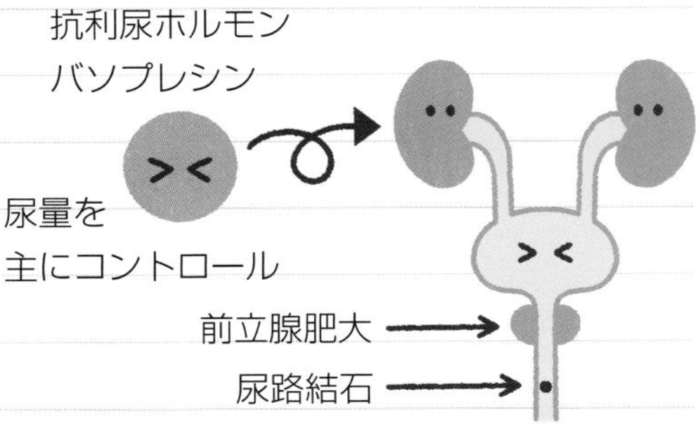

前立腺肥大 →
尿路結石 →

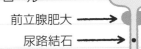

- 血管（収縮）（（交感）神経系，薬）
- （血管内径）減少：粥状硬化

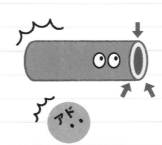

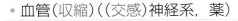
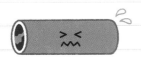

p.112〜114

3. 血圧の測り方

◎ 血圧を測る場所と血圧の測り方を，図を使って
まとめておこう（動脈名も忘れずに！）

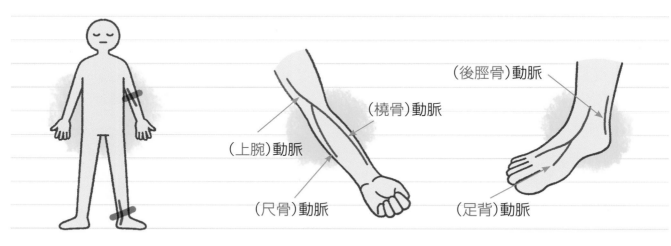

（上腕）動脈

（橈骨）動脈

（尺骨）動脈

（後脛骨）動脈

（足背）動脈

◎ 聴診器の使い方をまとめておこう
（血圧測定時に腕に当てるのはどちらの面？　どうして？）

ベル面，ダイアフラム面は
それぞれどんな音が得意か
もまとめておこう（p.4）．

心臓は（低）い音

消化器系は（中間）音

呼吸音は（高）い音！

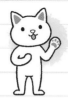

血圧を測るとき
には隙間を減ら
したいよね．

マンシェットの隙間
に入れると……

隙間が小さい！

 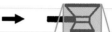

隙間が大きい！

だから，マンシェット（カフ）の隙間に入れることを考えると
（ダイアフラム）面を腕や足に当てるとよい！

宿題コーナーの答え

〈 呼 吸 〉

1. 呼吸をするためには何が必要？

🅐 正常な呼吸を（「中枢の情報確認・命令」からスタートして）まとめてみよう

★ちゃんと細胞まで酸素を届けることを忘れずに！

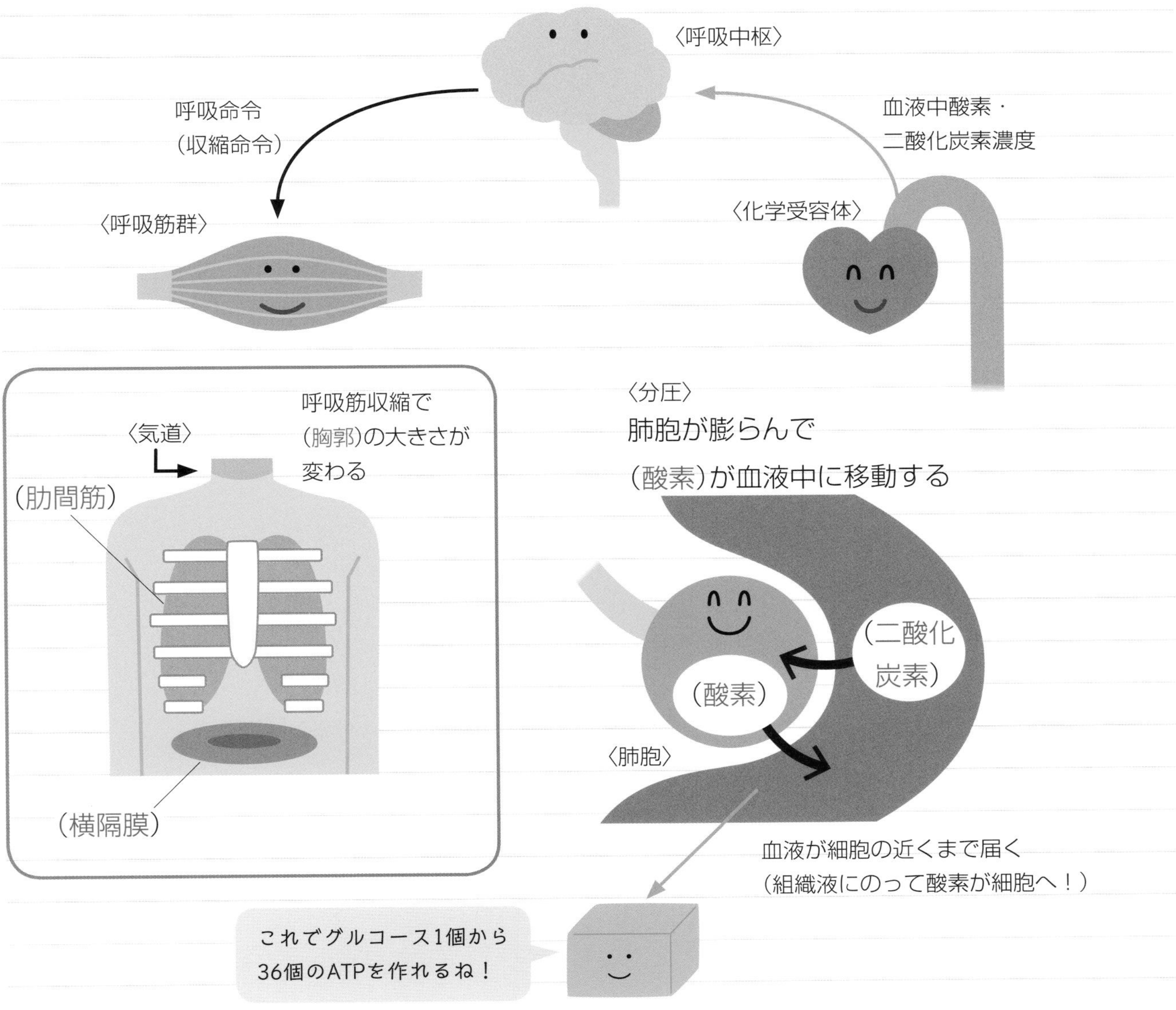

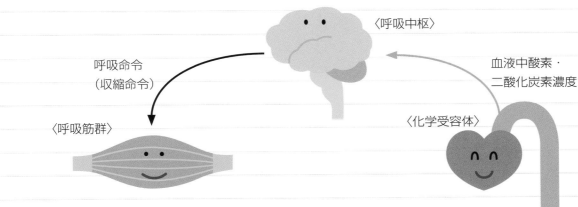

〈呼吸中枢〉

呼吸命令
（収縮命令）

血液中酸素・
二酸化炭素濃度

〈呼吸筋群〉

〈化学受容体〉

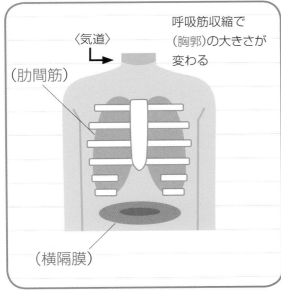

呼吸筋収縮で
（胸郭）の大きさが
変わる

〈気道〉

（肋間筋）

（横隔膜）

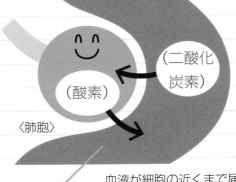

〈分圧〉
肺胞が膨らんで
（酸素）が血液中に移動する

（二酸化
炭素）

（酸素）

〈肺胞〉

血液が細胞の近くまで届く
（組織液にのって酸素が細胞へ！）

これでグルコース1個から
36個のATPを作れるね！

p.120～130

呼吸がうまくできなくなる原因をイラストを使って簡単にまとめよう

通り道

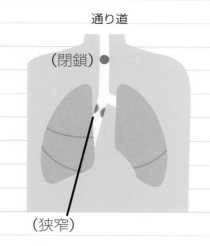

（閉鎖）

（狭窄）

交換所

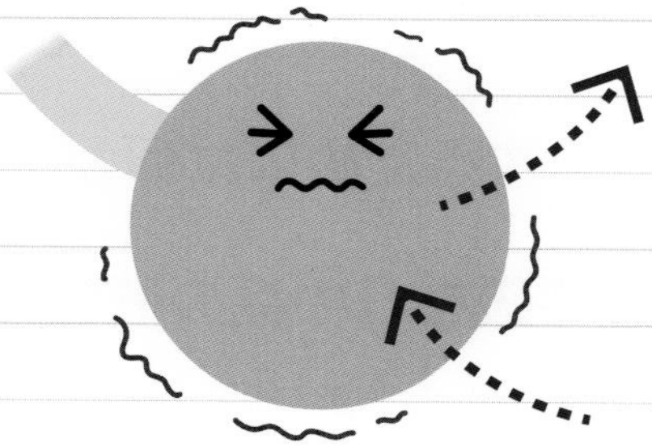

膨らめない

筋肉

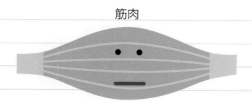

（呼吸筋）が動かない

胸郭

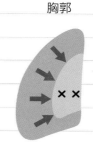

閉鎖空間が保てない

（気胸）

中枢

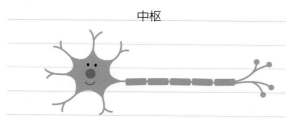

（呼吸命令）が出せない

赤血球

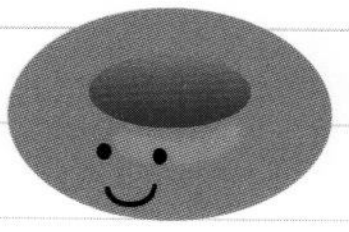

足りない！（貧血）

・出血・数不足

・（ヘモグロビン）不足

・未成熟（ちゃんと働けない）

p.131,132

2. 呼吸数とその変動

◎ 呼吸数が増えすぎる・減りすぎるとどうなるかと，その原因を整理しよう

減りすぎると

- ゼロになると→窒息
- ゼロではないけど減りすぎると→呼吸不全，（呼吸性アシドーシス）

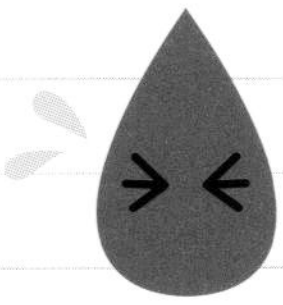

　　　原因は……

- 　　　安静時，リラックス（（副交感）神経系優位）モードは減る方向

- （副交感）神経系が働きすぎ？
- （甲状腺）機能低下？
- もしかしてCO_2ナルコーシス？

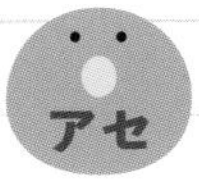

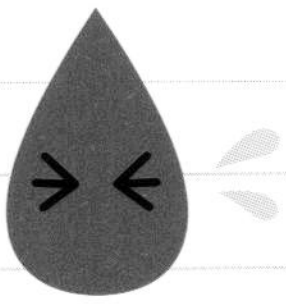

増えすぎると →（呼吸性アルカローシス）（二酸化炭素吐き出しすぎ）

　　　原因は……

- 運動，興奮（（交感）神経系優位）状態

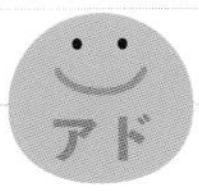

- 代謝関係ホルモンの分泌量増加

　　　（ヨウ素からできる（甲状腺）ホルモン）

　　　もしかして視床下部や下垂体の異常？

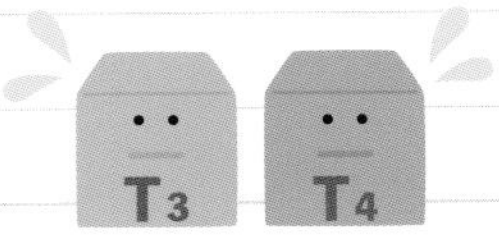

- （感染）

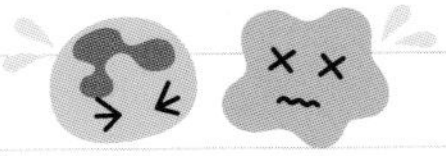

　　　（体温を上げるために酸素がたくさん必要）

p.131,132

◎ 呼吸中枢の働き方と異常をまとめよう

【正常】

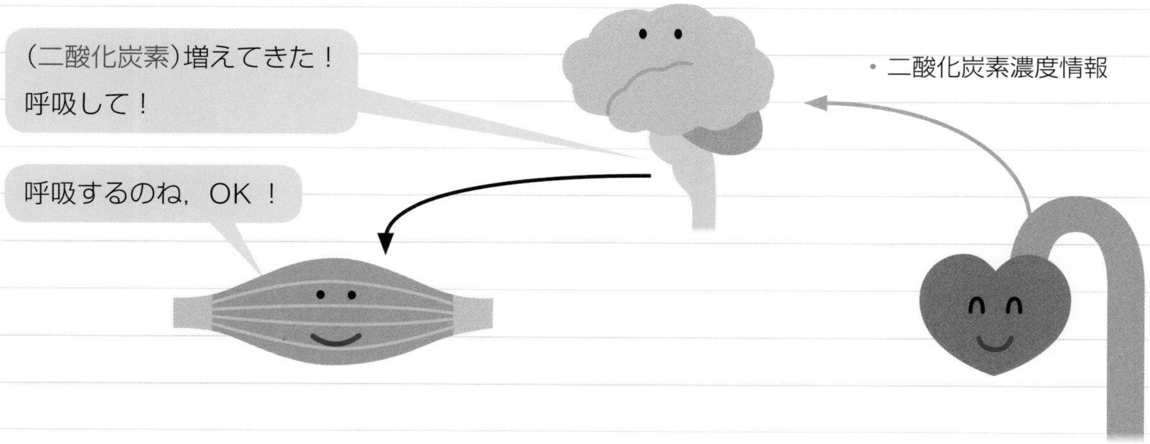

> （二酸化炭素）増えてきた！
> 呼吸して！

> 呼吸するのね，OK！

・二酸化炭素濃度情報

【普段から呼吸がうまくできない人】

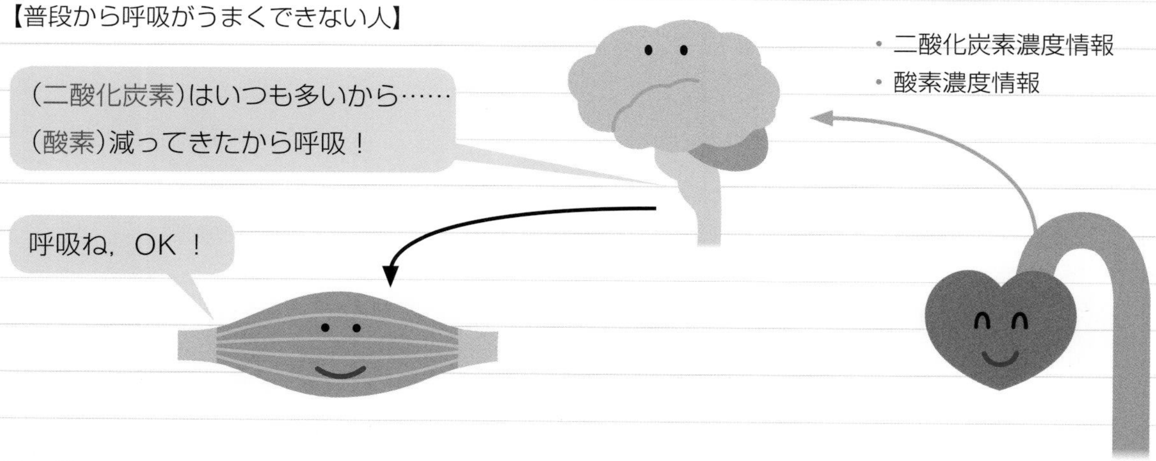

> （二酸化炭素）はいつも多いから……
> （酸素）減ってきたから呼吸！

> 呼吸ね，OK！

・二酸化炭素濃度情報
・酸素濃度情報

【普段から呼吸がうまくできない人に多すぎる酸素】

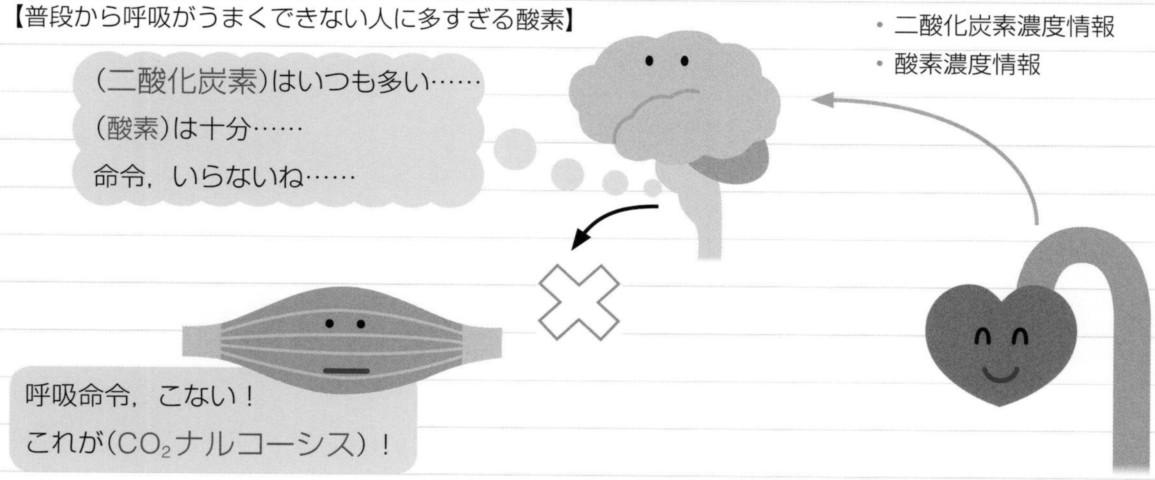

> （二酸化炭素）はいつも多い……
> （酸素）は十分……
> 命令，いらないね……

> 呼吸命令，こない！
> これが（CO_2ナルコーシス）！

・二酸化炭素濃度情報
・酸素濃度情報

p.134〜137

3. 呼吸補助のいろいろ

◎ 呼吸補助方法と，注意点をまとめておこう

★とくにCO₂ナルコーシスを忘れないでね！

酸素ボンベを使っていたら……

呼吸数減少は「CO₂ナルコーシス」を疑って！

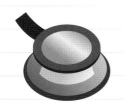

> 呼吸が苦しいとき
> どこが変になっているか
> ちゃんと聞いて！

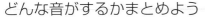

どんな音がするかまとめよう

- （ヒューヒュー）　　　：細いところが狭い！
- （ゴポゴポ）　　　　　：水分？　痰？
- （パリパリ）　　　　　：膨らめてない?!
- （ズゴー，ズゴー）　　：太いところが狭い！

> 変な場所を確認できたら、
> 体位ドレナージして、
> タッピング！

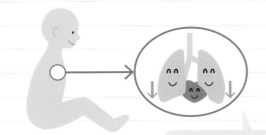

> 少し楽になった！

（起坐）呼吸

心不全（とくに左心不全）だと，
血液が（肺）から（心臓）に戻れなくて
（肺胞）が圧迫されて呼吸が苦しい！

↓

体を起こすと，少し血液が下がって
（肺胞）の圧迫が和らぐ

人工呼吸器をつけている人は痰が増えるよ！

　　（鼻腔・副鼻腔での加温・加湿がない：気道の刺激増）

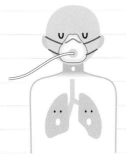

痰を外に出せないから

「痰の吸引」が大事になるね！

p.138

✐ なぜサチュレーションを測るのかまとめておこう

★注意点も忘れずにね！

なぜ測るのか……

　細胞の酸素不足は呼吸状態（呼吸数）からでは

　わからないことがあるから！

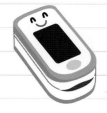

「（動脈血の）赤血球の（ヘモグロビン）が，

どれくらい（酸素）と手をつないでいるか」だよ！

> 動脈血が酸素と手をつないでいなければ，
> 細胞に届けられないもんね！

（光）（赤色光と赤外光）を当てて測定する

暗い赤色のヘモグロビンがいる（静脈）血は
赤い光を吸収しないよ！

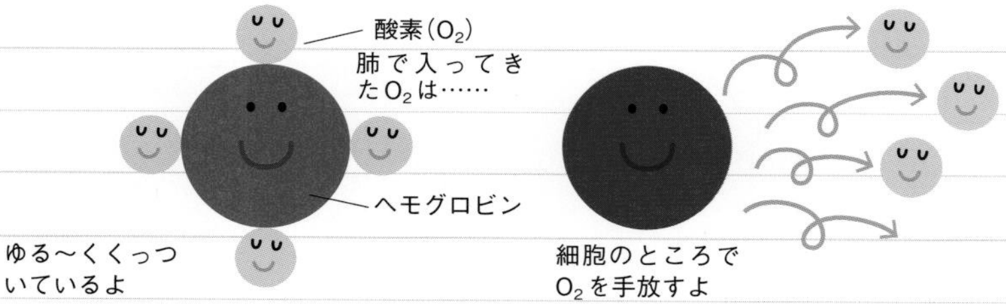

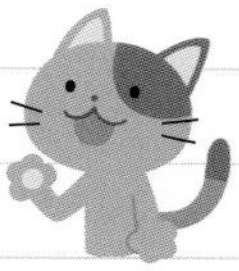

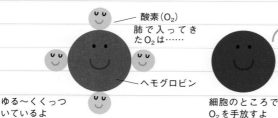

酸素（O_2）
肺で入ってきたO_2は……

ヘモグロビン

ゆる〜くくっついているよ

細胞のところでO_2を手放すよ

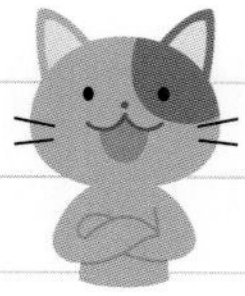

赤色のヘモグロビンがいる（動脈）血は
赤い光を吸収するんだ！

注意点！

• 動脈血の血行はいい？

• 爪に色はついてない？

• 電池残量は大丈夫？

3章

バイタルサイン測定の実際

- ・体温測定
- ・脈拍測定
- ・血圧測定
- ・呼吸測定

体温測定

腋窩温測定

物品準備

◆必要物品

腋窩用デジタル体温計

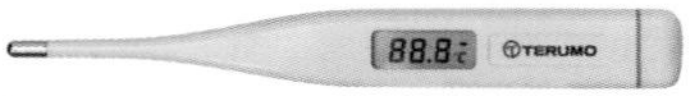

アルコール綿

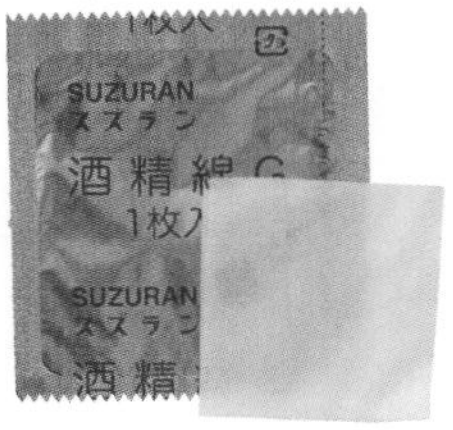

- 腋窩用のデジタル体温計
- アルコール綿

実施前の準備

① 看護師は手指衛生を行う.
② 患者に腋窩で体温を測定することを伝え, 同意を得る.
③ **腋窩部の汗を拭き取る**.
④ 測定前から**腋窩部を閉じた状態で約10分待機**してもらう.
⑤ デジタル体温計を収納ケースからいったん抜き取り, 電池の消耗(切れ)はないか, 測定スタンバイ(メーカーにより異なるので, 事前に確認しておく)になるか, 先端のセンサー部分が折れていないかどうかを点検する.

> **どうして?（根拠）**
> 発汗があると気化熱で腋窩表面温度が低下し, 正確な体温を反映しないため

> **どうして?（根拠）**
> 腋窩部を閉じることで皮膚が密着し, 腋窩部の皮膚温低下を妨げるため

測定の実際

① 体温計を体軸に対して30〜45°の角度で, センサー部が腋窩の最深部に位置するように挿入する.

◆体温計の挿入

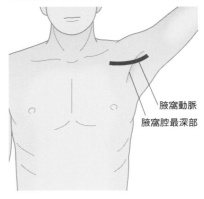

腋窩動脈
腋窩腔最深部

❷ 腋窩を完全に閉じ，**腋窩の皮膚を密着**させる．

❸ 腋窩を閉じた状態で，しばらく待つ．

　• 実測式デジタル体温計：**測定を開始してから最低でも5分以上待つ**（メーカーにより異なる）．

　• 予測式デジタル体温計：測定終了の電子音が鳴るまで待つ．

❹ 測定値を記録する．

❺ 患者に終了したことを告げ，寝衣やリネン類を整える．

❻ 目盛りをもとに戻し，スイッチを切る．

❼ アルコール綿で体温計を消毒する．

　• 感染予防の観点から他の患者に使用する場合はとくに重要となる．

❽ 手指衛生を行う．

> **どうして？（根拠）**
> 腋窩部を閉じることで皮膚が密着し，腋窩部の皮膚温低下を防ぐことができる

> **どうして？（根拠）**
> 腋窩は口腔内に比べ体温上昇がゆるやかであるため，時間をかけて測定するほうがよい

口腔温測定

物品準備

• 口腔用デジタル体温計
• アルコール綿
• 低水準消毒薬（ベンザルコニウム塩化物など）

◆ **必要物品**

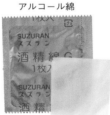

口腔用デジタル体温計

アルコール綿

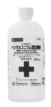

低水準消毒薬
（ベンザルコニウム
塩化物など）

実施前の準備

❶ 看護師は手指衛生を行う．

❷ 患者に口腔温を測定することを伝え，同意を得る．

❸ 患者に測定の**直前に熱いものや冷たいものを飲食しなかったか確認**する．

❹ 測定前は**3〜5分間，口を閉じた状態で待機**してもらう．

❺ 体温計を噛まないように患者に説明する．

　• 子ども，高齢者，意識障害のある患者などはとくに注意する．

> **どうして？（根拠）**
> 口腔内の温度が飲食により体温以上・以下になってしまうため

> **どうして？（根拠）**
> 舌下は腋窩に比べて血流量が多く，熱平衡に達する時間が短い（3〜5分）からである．さらに5分以上かけると唾液量が増し，誤差が生じやすくなる

⑥ デジタル体温計を収納ケースからいったん抜き取り，電池の消耗（切れ）はないか，測定スタンバイ（メーカーにより異なるので，事前に確認しておく）になるか，先端のセンサー部分が折れていないかどうか点検する．

測定の実際

❶ 体温計のセンサー部を舌下に置く．

◆口腔用体温計の挿入部位

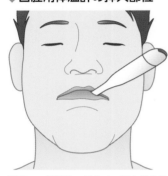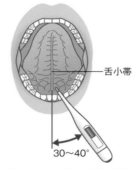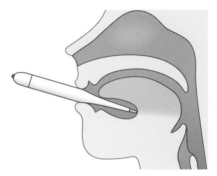

舌小帯

30～40°

舌下への体温計の挿入は，舌小帯を避けて正中線から30～40°の角度で舌下に挿入する

❷ 温度の変化を最小限にするために測定中，口は閉じる．
❸ 測定終了の電子音が鳴るまで待つ．
❹ 測定値を記録する．
❺ 患者に終了したことを告げる．
　・患者への配慮として重要である．
❻ 目盛りをもとに戻し，スイッチを切る．
❼ アルコール綿で体温計を消毒する．
　・感染予防の観点から，他の患者に使用する場合は，いったん水洗いし，消毒液で浸漬消毒（消毒液に漬けること）する．
❽ 手指衛生を行う．

> **どうして？（根拠）**
> 実測式デジタル体温計の場合，腋窩腔では温度が上昇し安定するまで5～10分程度かかるが，口腔内は腋窩温より温度の上昇・安定を得やすく，3～5分程度で安定する

直 腸 温 測 定

物品準備

◆ 必要物品

直腸用デジタル体温計 　　　潤滑油 　　　中水準消毒薬

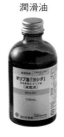 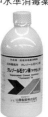

- 直腸用デジタル体温計
- 潤滑剤（オリーブオイル，ワセリンなど）
- 中水準消毒薬（1.5％クレゾールなど）
- ガーゼ
- ティッシュペーパー

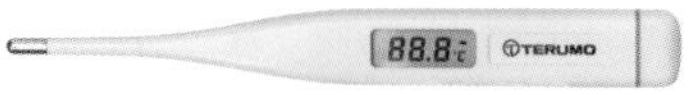

実施前の準備

① 看護師は手指衛生を行い，マスク，ディスポーザブル手袋，プラスチックエプロンを着用する．

② 患者に直腸温を測定することを伝え，同意を得る．

③ 直腸内にガスや便が存在しないように，**測定前に排便を促す**．

④ 直腸温測定の場合は，患者を側臥位（ややシムス位）にし，タオルケットやバスタオルなどで被覆しながら下着をずらす．

　- 肛門が確認しやすい体位とし，患者の羞恥心に最大限配慮する．

⑤ デジタル体温計を収納ケースからいったん抜き取り，電池の消耗（切れ）はないか，測定スタンバイ（メーカーにより異なるので，事前に確認しておく）になるか，先端のセンサー部が折れていないかどうか点検する．

> **どうして？（根拠）**
> ガスや便を介しての温度は正確な体温を反映しないため

測定の実際

① ディスポーザブル手袋を装着する.

② 成人の場合は,**体温計の先端から5cm（体温計の挿入の長さ）**程度に潤滑剤（オリーブオイルやワセリンなど）をガーゼにつけて塗布する.

　• 乳児の場合は,幼児用体温計の先端2〜3cmを目安に潤滑剤をつける.

③ 肛門部を緊張させないように患者に口呼吸してもらい,看護師は利き手の反対側の母指と示指で肛門部を広げ,体温計を**5cmほどゆっくり挿入**する.

> **どうして？（根拠）**
> 肛門は,解剖学的に3〜4cm.5cm以上の挿入は直腸に達してしまうため

◆直腸用体温計の挿入法

〈成人の場合〉

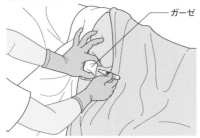

—ガーゼ

抵抗がある場合は無理に押し込まない

〈乳児の場合〉

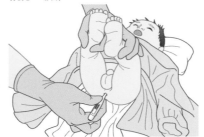

おむつをはずし,**看護師は聞き手の反対側の手で肛門括約筋の収縮により体温計が動く**ことを回避するために乳児の両足首を持ち,利き手で体温計を2〜3cm挿入する

④ 体温計を挿入したら,そのまま手で把持し,測定終了の電子音が鳴るまで待つ.

⑤ 測定が終了後,体温計を肛門から抜き,肛門部をティッシュペーパーで軽く拭き,体温計も拭く.

⑥ ディスポーザブル手袋をはずし,手指衛生を行う.

⑦ 測定値を記録する.

⑧ 直腸内に挿入した体温計は,その都度洗浄し,浸漬可能なデジタル体温計の場合は**1.5%クレゾール（中水準消毒薬）液などで消毒**する.

> **どうして？（根拠）**
> 大腸菌による感染を予防するため

⑨ 手指衛生を行う.

鼓膜温測定

物品準備

◆**必要物品**

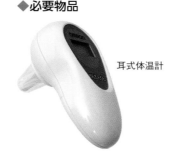

耳式体温計

・耳式体温計
・アルコール綿

実施前の準備

❶ 看護師は手指衛生を行う.
❷ 患者に鼓膜温を測定することを伝え，同意を得る.
❸ **寒い場所からの帰室直後でないか確認**する.
❹ 耳式体温計の破損，汚染，センサー部の耳垢による
　詰まりなどを確認する．電源を入れ，電池の消耗，
　その他のエラーメッセージが出ていないか確認す
　る.

> **どうして？（根拠）**
> 鼓膜温は外気温に若干影響を受けるといわれており，寒
> い場所など外から戻った直後は測定を避け，数分後に測
> 定する

測定の実際

❶ 耳式体温計によっては，**清潔を保つために，耳に入
　れる部分に専用プローブカバーをつける**.
❷ **耳介を上後方へ引っ張り**，外耳道に沿ってまっすぐ
　に挿入し，測定ボタンを押す.
❸ 電子音が鳴ったら測定を終了し，測定値を記録する.
❹ 患者に終了したことを告げる.
❺ 手指衛生を行う.

> **どうして？（根拠）**
> 感染防止の観点から専用プローブカバーをつける．耳式
> 体温計は原則1患者用とするが，やむを得ず患者間で共
> 有する場合は，専用プローブカバーを交換して使用する．
> 専用プローブカバーがない機種の場合は共用を避ける
> か，確実にアルコール綿で消毒してから使用する

> **どうして？（根拠）**
> 耳介を上後方に引っ張ることで外耳道の直線状に鼓膜が
> 位置し，センサーを正確に当てることができる

◆**耳式体温計の測定方法**

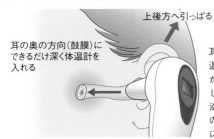

上後方へ引っぱる

耳の奥の方向（鼓膜）に
できるだけ深く体温計を
入れる

耳式体温計の正しい測定方法として，耳式体
温計のセンサーが一直線上に鼓膜に届く必要
があり，そのためにも被検者に動かずじっと
してもらう．正確に測定するには，外耳道に
沿って，まっすぐに挿入することである．そ
のため，外耳道と鼓膜が一直線上になるよう
に耳介を上後方へ引っ張るとよい

脈拍測定

動脈触診

実施前の準備

❶ 手指衛生を行う.

❷ 患者に脈拍を測定することを伝え，同意を得る.

❸ 患者に，触診する前に循環器系に影響を与える行動
（運動，食事，排泄，入浴，喫煙など）をとらなかっ
たかどうか確認する.

> **どうして？（根拠）**
> 運動，食事，排泄，入浴，喫煙などは脈拍を
> 上昇させる因子となるため

❹ 患者がリラックスできる雰囲気をつくる.

> **どうして？（根拠）**
> 精神的緊張や興奮状態は脈拍の上昇をまねく
> ため

触診の実際

❶ 看護師の示指，中指，環指など2～3本を使い（母指
の使用は避ける），動脈に当てる.

❷ 脈拍の測定（回/分）を行う.

◆頭頸部の動脈の走行と測定方法

浅側頭動脈

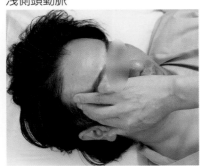

外頸動脈

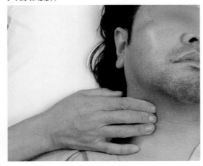

解剖学的部位

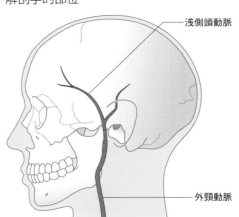

浅側頭動脈

外頸動脈

◆上肢の動脈の走行と測定方法

上腕動脈

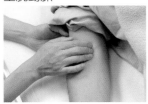

橈骨動脈

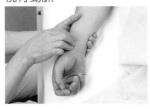

尺骨動脈

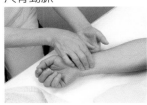

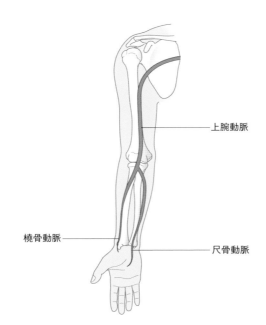

上腕動脈

橈骨動脈　　　　　　　　　尺骨動脈

◆下肢の動脈の走行と測定方法

大腿動脈　　　　　　　膝窩動脈

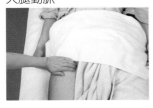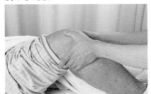

後脛骨動脈　　　　　　足背動脈

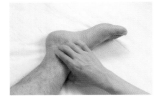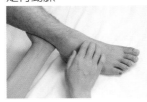

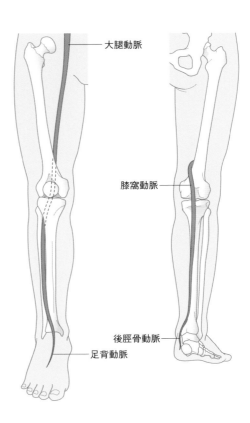

大腿動脈

膝窩動脈

後脛骨動脈

足背動脈

血圧測定

水銀レス血圧計

物品準備

- 水銀レス血圧計
- 聴診器

◆必要物品

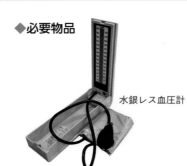

水銀レス血圧計

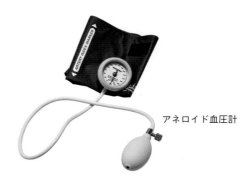

アネロイド血圧計

◆マンシェットの種類

	幅（cm）	長さ（cm）
未熟児	2.5	9
新生児〜3か月	3	15
3か月〜3歳未満	5	20
3〜6歳未満	7	20
6〜9歳未満	9	25
9歳以上	12	30
成人	13〜17	24〜32
大腿での測定時	20	42

実施前の準備

① 看護師は手指衛生を行う．患者の肌に直接触れるため，手の温度に注意する．

② 患者に血圧測定を行うことを伝え，同意を得る．

③ 血圧測定前に，運動・食事・排泄・入浴・喫煙など，**循環器系に影響を与える行動をとらなかったかどうかを患者に確認**する．

> **どうして？（根拠）**
> 運動や活動により酸素消費量が増大し，交感神経が活性化されると，結果として血圧の上昇をまねくため

- 血圧は経時的に評価する場合が多いので，**いつもと同じ体位，部位，マンシェットで測定**する．

> **どうして？（根拠）**
> 体位，測定部位，マンシェットの違いは血圧の変動因子となるため

④ 精神的緊張や興奮状態は血圧の上昇をまねくため，リラックスした雰囲気をつくる．

❺ **体位は，仰臥位や坐位が選ばれる.**

❻ 血圧計の点検を行う.

- 電源投入の際に「目盛バー」はすべて表示されているか（電池切れや液晶破損の確認）
- 電源スイッチはスムーズに動作するか
- 送気球，腕帯およびエアチューブに傷などはないか
- 本体の汚れ，傷がないか

❼ **マンシェットの幅が患者に適しているかどうか確認する.**

❽ 聴診器は正常かどうか確認する.

> **どうして？（根拠）**
> 測定直前に体位を変えることでも血圧が変動するので測定前に一定時間，その体位で安静にしている必要がある

> **どうして？（根拠）**
> 幅が広すぎると実際の血圧値よりも低く，狭いと高く測定されるため適切なサイズを選ぶ. マンシェットの幅には年齢別の規格があり，通常は上腕の長さの2/3幅のマンシェットを利用する

測定の実際

❶ マンシェットは肘関節から2〜3cm上でゴム嚢の中心が上腕動脈の真上にくるように当てる.

❷ マンシェットは，指が2本入るぐらいに巻く.

❸ 患者の心臓と同じ高さにマンシェットを置き，血圧計の目盛バーは看護師の目線と水平になるようにする.

❹ まず橈骨動脈または上腕動脈上を触診しながら加圧し，脈の消える圧力（収縮期血圧）を測定する（触診法）. しばらく圧を解放したのち，次の測定へ進む.

❺ 橈骨動脈または上腕動脈が触れる部位に聴診器を当て，次に送気球でマンシェットを加圧する.

❻ 触診法で得られた収縮期血圧値（2回目以降の測定であれば前回の収縮期血圧値）より20〜30mmHg程度高い圧まで一気に加圧し，その後ゆっくり下げながら，最初に血管音（コロトコフ音）が聴こえたところで血圧値を読む（収縮期血圧）.

- 減圧は脈拍ごとに2〜3mmHg/秒下がる程度の速度で行う.
- 触診法では拡張期血圧はわからない.

❼ さらに，空気をそのまま抜き，拍動音が聴取できなくなったところで血圧値を読む（拡張期血圧）.

◆❶**マンシェットを当てる位置**

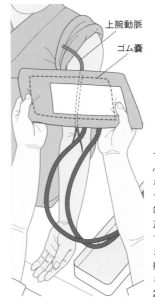

上腕動脈

ゴム嚢

マンシェット全体の中心＝ゴム嚢の中心ではない. 正しい中心線がずれると上腕動脈が均等に圧迫・駆血されず正確に血圧が測れない. マンシェットが肘窩にかかってしまうと上腕動脈を均一に圧迫できないために肘関節から2〜3cm上に離す

◆❷**マンシェットの巻き方**

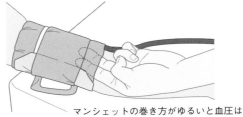

マンシェットの巻き方がゆるいと血圧は高くなり，きついと血圧は低くなるため

- 拍動音が最後まで聴診できる患者もいる．その場合は，音が急に小さくなる点，いわゆるコロトコフ音第4相（スワン第4点ともいう）を拡張期血圧にする場合もある．

⑧ 測定後，マンシェットをはずし，患者にリラックスするように伝える．

⑨ 患者の衣服を整え，測定結果を伝える（状況により患者に伝えないこともある）．

⑩ 手指衛生を行う．

◆❸マンシェットを巻く位置

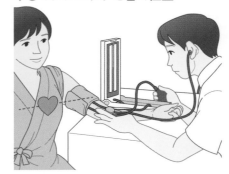

測定部位が心臓より低いと血圧は高く，
心臓より高くすると血圧は低くなるため

アネロイド血圧計の測定は，
水銀レス血圧計と同様の手順
で行います．

呼 吸 測 定

呼 吸 の 測 定 ・ 観 察

測定・観察の実際

❶ 呼吸の様相により，観察しやすい部位（胸式呼吸の場合は肩や胸郭の動き，腹式呼吸の場合は腹部の動き）を事前にみつける．

> **どうして？（根拠）**
> 呼吸パターン，体格，服装などにより観察しにくいことがあるため

❷ 患者を5分以上安静にした状態で，極力患者に気づかれないように測定・観察する．

❸ 測定・観察所見を記録する．

> **どうして？（根拠）**
> 活動後では酸素消費量が増大し，呼吸回数も安静時より多くなる．呼吸は意識的に調節できるため，測定されていると察知すると自然な呼吸になりにくいため

◆正常呼吸数の基準値

新生児	乳児	幼児	学童	成人
35〜40回/分	30〜35回/分	25〜30回/分	20〜25回/分	15〜20回/分

呼 吸 音 の 聴 診

物品準備

・聴診器

◆聴診器

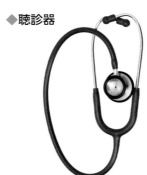

実施前の準備

❶ 看護師は手指衛生を行う．患者の肌に直接触れるため手の温度に注意する．

❷ 患者に呼吸音を測定することを伝え，同意を得る．

❸ 呼吸音は音調（高調性か低調性），いわゆる呼吸の音の質を評価するためには，聴診器を肌に密着させる必要がある．そのためにも，着衣は前胸部や背部を露出させやすいものが好ましい．

❹ 聴診した音がしっかり聴こえるように，静かな環境で行う．また，肌を露出させるため，冬期は室温にも注意する．プライバシー保護のため，バスタオルを肩から掛ける，またはカーテンを閉めるなどの配慮をする．

◆呼吸音の分類

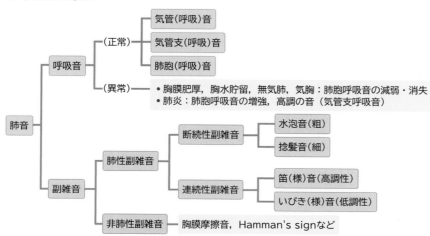

◆副雑音のメカニズム

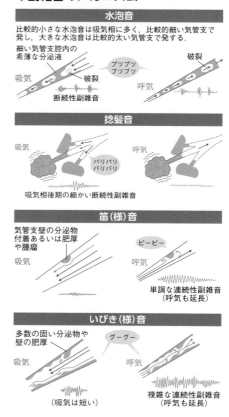

水泡音

比較的小さな水泡音は吸気相に多く，比較的細い気管支で発し，大きな水泡音は比較的太い気管支で発する．

細い気管支腔内の希薄な分泌液

吸気　プップツ　破裂　呼気　破裂　断続性副雑音

捻髪音

吸気　バリバリ　バリバリ　呼気

吸気相後期の細かい断続性副雑音

笛（様）音

気管支壁の分泌物付着あるいは肥厚や腫瘤

吸気　ピーピー　呼気

単調な連続性副雑音（呼気も延長）

いびき（様）音

多数の固い分泌物や壁の肥厚

吸気　グーグー　呼気

（吸気は短い）　複雑な連続性副雑音（呼気も延長）

聴診の実際

❶ 聴診の前に患者に呼吸法について説明する．
  ・鼻でなく口でゆっくりやや大きめの呼吸をするように説明する．

> **どうして？（根拠）**
> 鼻腔内の空気が通過することによる雑音や鼻閉から生じる雑音を避けるため

❷ 聴診時の姿勢を整える．
  ・呼吸のパターンや胸郭の広がりが観察しやすいこと，また，患者が楽に呼吸ができるなどの理由から，坐位での呼吸音の聴診が好ましい．
  ・前胸部の聴診は，胸部側方の聴診を加えるため，両手を腰に当て背筋を伸ばした姿勢をとる．
  ・背部の聴診は，患者に少し前かがみになってもらい，手で肘を抱えてもらう．

> **どうして？（根拠）**
> 肩甲骨の間は狭いため，この体位になってもらうことで聴診面積が広がるため

❸ 呼吸音を聴診する．
  ・患者の体位によって音の特徴が微妙に異なること

があるので，同じ体位，同じ部位で聴診する.

- 呼吸音は肺区域または肺葉レベルで聴診すべきで
  あり，前胸部，側胸部，背部からの聴診が重要な
  観察ポイントである.

④ 記録は一定の内容で記録する.

- 呼吸音の聴診だけにとどまらず，視診や打診を加
  えて観察する.

視診のポイント

- 胸郭運動や胸郭の左右差，胸郭・胸骨の変形，胸
  郭の前後径と左右径，胸椎・肋骨・肋骨角の変形
- 呼吸パターン（胸式，腹式，胸腹式），鼻翼の動き，
  口すぼめ呼吸，陥没呼吸，呼吸補助筋（胸鎖乳突筋，
  斜角筋，僧帽筋など）の使用，口唇のチアノーゼ

◆視診のしかた

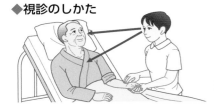

脈を測定しながら呼吸数も測定する.
目線は患者の口元と胸郭

打診のポイント

- 肺尖部から肺底部の範囲で行う．利き手（通常右）
  と反対の手の中指の指間関節部を患者の胸部に当
  て，利き手の中指で叩く．共鳴音（清音）が聴かれ
  たら正常

⑤ 手指衛生を行う.

◆打診のしかた

スナップをきかせ
弾むように叩く

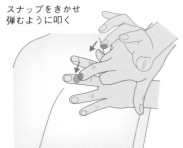

前胸部

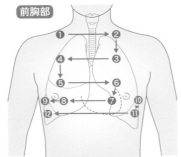

背部

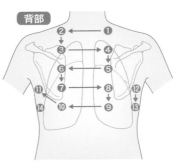

胸壁に左手の中指中節部（被打診指）を密着させる.体表面との間に隙間ができないようにする.
打診指である右手中指は軽く屈曲させて，指先の先端でスナップをきかせて被打診指を叩く

前胸部の聴診

- 肺尖部を聴診するために鎖骨上方から始め，必ず
  左右を聴き比べる.
- その際，1部位最低1呼吸を原則とし，吸気相と呼
  気相の両方を聴診する.

①②：肺尖部の鎖骨上を聴診する

③④：上肺野を聴診する

⑤⑥：中肺野を聴診する

⑦〜⑩：下肺野を目安にやや側方と側胸部を聴診する

＊聴診の順序はこのかぎりではない．

肺葉を意識した聴診が重要である

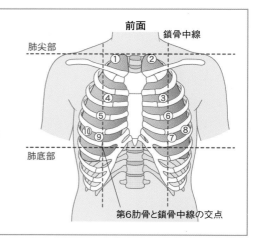

側胸部の聴診

- 前胸部の聴診に続けて，側胸部からの聴診を加える．
- 側胸部を観察するために，患者に腰に手を当ててもらい聴診する．

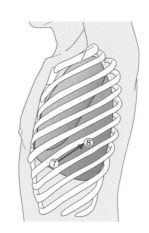

背部の聴診

- 前胸部の聴診と同様，左右の肺音を比較するために，左右同じ部位の呼吸音を最低1呼吸ずつ観察する．
- 肩甲骨のあいだが広がるように患者に自分の肩を抱くような姿勢になってもらう．
- 肩甲骨部を避けて聴診する．
- 肺底部は第10胸椎棘突起を目安とする．

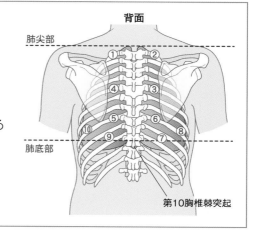

①②③④：上肺野を目安に聴診する

⑤⑥：下肺野上部を目安に聴診する

⑦⑧⑨⑩：下葉下部を目安に聴診する

＊肩甲骨を避けて聴診する

索 引

解剖と病態がつぎつぎつながる！
バイタルサイン

2021年10月5日　初版　第1刷発行

編　著	橋本 さとみ
発行人	小袋 朋子
編集人	増田 和也
発行所	株式会社 学研メディカル秀潤社 〒141-8414　東京都品川区西五反田2-11-8
発売元	株式会社 学研プラス 〒141-8415　東京都品川区西五反田2-11-8
印刷製本	凸版印刷株式会社

この本に関する各種お問い合わせ先
【電話の場合】
• 編集内容については Tel 03-6431-1231（編集部）
• 在庫については Tel 03-6431-1234（営業部）
• 不良品（落丁，乱丁）については Tel 0570-000577
　学研業務センター
　〒354-0045　埼玉県入間郡三芳町上富279-1
• 上記以外のお問い合わせは
　学研グループ総合案内 0570-056-710（ナビダイヤル）
【文書の場合】
• 〒141-8418　東京都品川区西五反田2-11-8
　　学研お客様センター
　　『解剖と病態がつぎつぎつながる！
　　バイタルサイン』係

本書に記載されている内容は，出版時の最新情報に基づくとともに，臨床例をも
とに正確かつ普遍化すべく，著者，編者，監修者，編集委員ならびに出版社それぞ
れが最善の努力をしております．しかし，本書の記載内容によりトラブルや損害，
不測の事故等が生じた場合，著者，編者，監修者，編集委員ならびに出版社は，そ
の責を負いかねます．
　また，本書に記載されている医薬品や機器等の使用にあたっては，常に最新の各々
の添付文書や取り扱い説明書を参照のうえ，適応や使用方法等をご確認ください．
株式会社 学研メディカル秀潤社